いのちのめがね

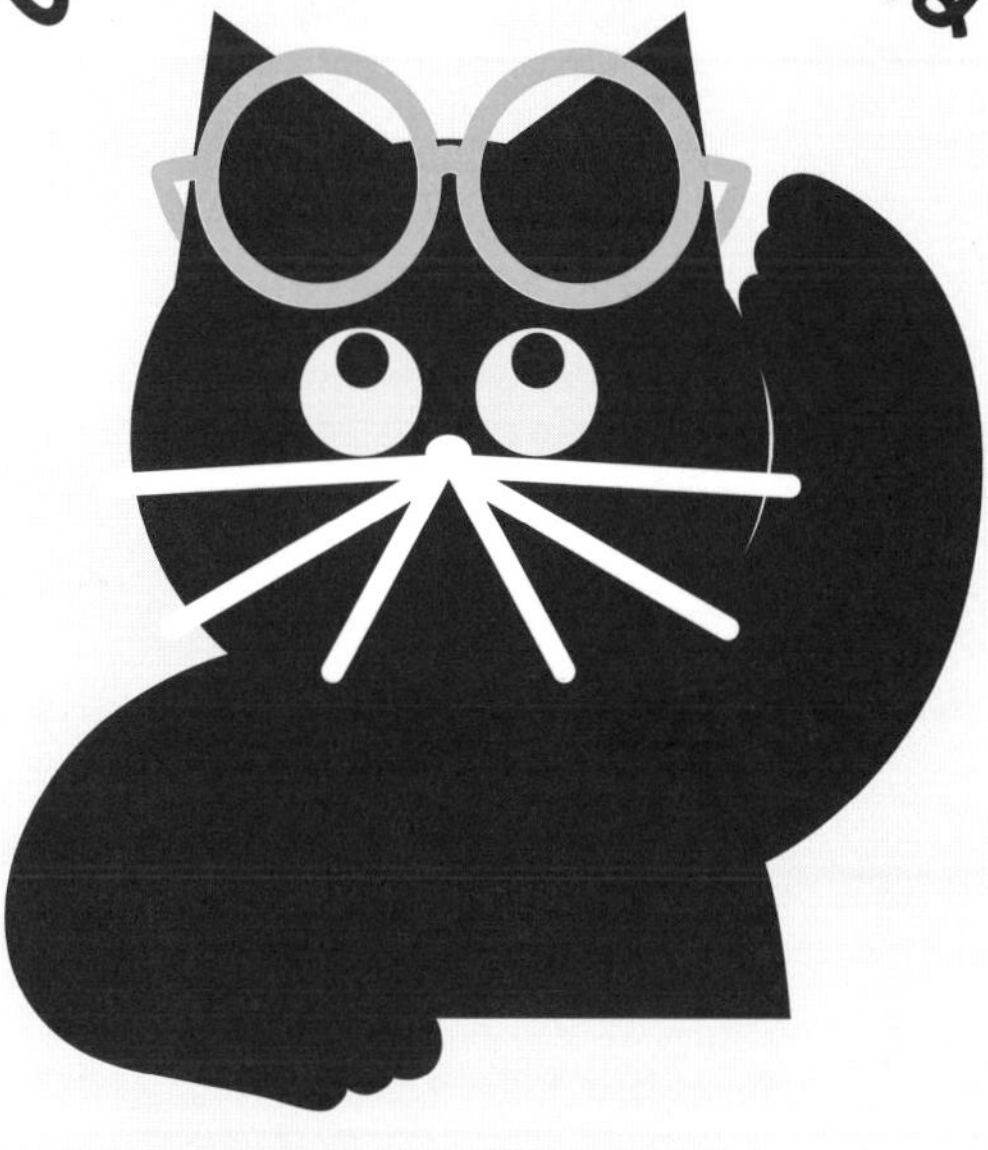

眼鏡屋さんが明かす
パフォーマンス向上法

灰谷孝

PHP

実は「無意識のまぶしさ」が影響

私は現在、眼鏡店を営む者として、ただ視力を上げるだけでなく、脳と心身が調《ととの》う眼鏡を作製し、「イノチグラス」という名前で普及を行なっています。

この眼鏡の測定法は、私自身が発達障害といわれる子どもたちへの支援から発見し、体系化したものです。

実際に、発達障害のある人からスポーツ選手まで、あらゆる分野の方に、眼鏡やサングラスをお作りして発見したのは、多くの人が「まぶしさから姿勢が崩れている」ということでした。

「自分はまぶしさを感じていないから関係ない」と思われるかもしれません。しかし、スマホやIT機器に触れる時間が多い人の**大半は〝まぶしさ〟を無意識のうちに感じ、影響を受けています**。

反対に、**人にはそれぞれ合った光の波長がある**ことを知り、個人の特性に応じた〝色〟のついたレンズを生活に取り入れることで、姿勢やパフォーマンスが向上するのです。

この発見から私は現在、目に入る「色と光」が脳や心身に与える影響の大きさを考慮して眼鏡やサングラスを作っています。

姿勢＝脳の状態

私の手がける眼鏡は、視力を補正するだけでなく、「目から入る光の波長を一人ひとりの脳に合わせて調えることができるツール」だという考えに基づいています。

では、どうやって脳に適正な波長を発見するか。

脳の状態は、姿勢や動作に現れます。

例えば、赤ちゃんの脳が徐々に発達していくと、ハイハイから立つ姿勢が取れるようになり、いろんな動きができるようになります。逆に脳が傷害を受けると、立てなくなったり、歩く際に動作がぎこちなくなったりします。

眼鏡をかけた時の姿勢や体幹の状態を観察すれば、脳のがんばり具合の見当がつき、どう調整すれば補正ができるか、眼鏡の適応具合が分かるというわけです。

では、具体的にどのように眼鏡やサングラスの影響が脳を通して姿勢や動作に出るのか、いくつかの事例を紹介したいと思います。


これは、私が眼鏡店を始める前の出来事です。

後述しますが、発達障害のある方に向けて、体の発達を援助する講師の仕事をメインにしていた時期があります。その頃、「不器用を直したい」「姿勢をよくしたい」という相談をよく受けました。

その中で印象的だったのが、「眼鏡をかけると、姿勢が崩れてまっすぐ歩けなくなる」というAさんです。ウォーキングの講座を受けるなどしても改善されず、悩んでおられました。

そこでまず、視線を前方に向け、部屋の床の線に沿って、できるだけまっすぐ自然に歩いてもらいました。

Aさんは、眼鏡をかけていると蛇行してしまい、どうにもまっすぐ歩けません。

また、両足で立ってもらうと肩の高さが左右で違います。当時、目の機能に興味をもっていた私は試しに、Aさんに眼鏡を外して歩いてもらいました。

すると、**左右の肩の高さが揃《そろ》ってまっすぐ歩けるようになった**のです。その様子を見ていたほかの参加者20人くらいが、Aさんの顕著な変化に驚きました。

Aさんも半信半疑で、何度か眼鏡を外したりかけたりして歩きましたが、自分でも眼鏡を外した時のほうが、楽に歩けることに気づいた様子でした。

Aさんが当時かけていた眼鏡は、**視力を上げることはできても、姿勢には無理が生じる状態を生んでいた**のだと考えられます。そのため、眼鏡を外したほうが楽に歩けたのです。

このように、**目の役割は見ることだけではなく、「姿勢の調整」という役割もある**ことが、はっきりと分かってきました。

見えすぎが体の負担に

眼鏡店を始めてからは、目と脳と体のつながりの深さを知るような事例にたくさん出合うようになりました。

例えば、調整された眼鏡をかけると浮き指（立った時に足の指が床につかない）が改善した方、猫背で姿勢が悪いとずっと指摘されていたのに、（先述のAさんとは逆のパターンで）指示されていなくてもスッと背が伸びるようになったお子さん、顎《あご》が左右でずれて顎《がく》関節症の痛みに悩んでいた方の痛みがなくなるケースなど、姿勢には脳の状態が顕著に出ているわけです。

眼鏡が姿勢にかかわっていることは、初めはなかなか想像しづらいことかもしれません。

多くの人は「眼鏡は、視力が悪い人がかけるもの」と思っています。確かに、目的に応じた視力の補正は大事な機能です。しかし、その一方で、「見えすぎること」が時に**目や脳や体の〝がんばり〟を生み、運動機能の制限につながる**場合もあることはあまり知られていません。

眼鏡一つで歩き方まで変わってしまう理由は、**目には「脳を通して」姿勢を調える役割があるから**です。

私はそのカラクリを、発達障害といわれる子どもたちとの実際のかかわりの中で教えてもらい、どうすれば脳が育つ眼鏡を作製できるのか、試行錯誤しながら開発してきました。

そして、眼鏡の４つの変数である、**「度数」「プリズム」「カラー」「眼鏡フレーム」**がそれぞれ心身に与える影響を発見しました。

これについて詳細は後述しますが、国立大学と眼鏡レンズ関連企業との共同研究を行なっていました。研究の結果、眼鏡が心身に与える効果が国際学会で発表され、「眼鏡レンズのカラーが身体パフォーマンスに影響していること」「その色は一人ひとり違うこと」などを科学的に証明することもできました。

これらの経験をきっかけに、これまでに分かったことや、読者のみなさんのお役に立てるような情報を本書にまとめることにしました。実際に目がもっている「脳を調える」機能をできるだけ分かりやすく説明していきます。

そして、目にストレスの多い現代社会の中で、子どもも大人もお世話になる眼鏡が、健康や発達に寄与する可能性に触れていきたいと思います。

もくじ

第2章

目の疲れ、首や背中の痛みは、どこからくるのか

無意識のうちに、体をがんばらせている

第3章

目は、外に飛び出した脳
全身の機能とつながり、バランスを支えている

第4章

眼鏡屋じゃなかった私がなぜ、眼鏡に注目したのか

生きづらい人を見つめていたらここへ

第5章

大人になっても、体は発達し続ける

子どもの成長から分かる目の働き

第6章

色にはなぜ、体幹を整える力があるのか

カラーレンズには無限の可能性がある

第1章

人は、「目がまぶしがっている」ことに気づかない

体は、あらゆる形でサインを出してくる

本を読むのが苦手だった人

眼鏡店を始めてまだかけ出しの頃、眼鏡のもつ可能性の大きさを教えていただいた、印象的なお客様がいらっしゃいました。

「音読ができるようになりたい」と言って眼鏡を作りに来られたBさんです。視力は問題なく度数は必要なさそうでした。

そこで、いわゆる〝度なし〟で、かつその方の目と体に合った、色の付いたレンズ（カラーレンズ）を選んで眼鏡をかけてもらったところ、「読める……」と言って、その場で泣き始めたのです。

「ええ？　なんで？　すごい……何度も見返さなくても読める！」

「ああ。そうか、行間がしっかり分かるから……文字は文字として頭に入ってくるんだ」

と、Bさんはその感激を言葉にして教えてくれました。

カラーレンズを入れることで、ノートの背景の白色が文字の邪魔をしないからスラスラ読める、ということでした。

それまでは、**どこを読んでいるか分からなくなってしまって、何度も読み返さなければならず**、本を読むのが苦手だったのだそうです。

本を読むことや、意味を理解するという脳の働きが、視力の問題だけではなく、「白がまぶしい」という〝光の強さ〟の問題がかかわる場合があることを強烈に感じさせてくださったお客様でした。

まぶしさが原因で、バランスを崩すことも

「はじめに」でも触れましたが、〝まぶしさ〟が不調の原因であることが少なくありません。

レッスン中、鏡と照明に囲まれた教室がまぶしくて悩み、またふらつきなどがつらかったというダンサーのCさんから相談を受けたことがあります。

実は、目とバランス感覚は密接につながっているのですが、**まぶしいと感じる状態が続くと、情報の多さを処理しきれません**。それと同時に、ふらつきや心身のバランスを崩すケースがあります。

目はモノを見るという役割と同じくらい、体や心のバランス機能維持の役割を担っています。まぶしさは、目と脳にとって処理しきれない、**本人も気づかないうちに大きなストレスになって不快感も増大する**ことが分かっています。

まぶしさは単に見え方の問題だけでなく、平衡《へいこう》感覚をはじめとして感情や生活の質にまで影響が及んでしまうのです。

また、あるショップオーナーの女性Dさんも、まぶしさに悩まされていました。

Dさんは、屋内ではある程度見える（視力約0・7）のですが、屋外では「カメラの強いフラッシュをたかれたような状態が日中ずっと続いている」、そういう世界にいました。

つまり、外では真っ白で見えないという状態です。

目の前が真っ白の状態が続くので、まるで視力を失ったような状態になるのだそうです。

例えば、自家用車の車内の掃除をしてもゴミが見えていないのできれいになっておらず、「だらしない」と家族に指摘されてしまったり、外出の際にはサングラスをかけて出かけてもまぶしいので、運動会の応援ではお子さんがどこにいるのかも見つけられないそうです。

私のところに来られる前までに、いろいろな眼科や大学病院、脳神経内科にまで相談しに行ったそうです。しかし、器質的な病変があるという診断はなく、視力検査では「弱い近視で乱視もある」という情報しか分かりません。

「何も悪いところはないから、まぶしいならサングラスをかけて生活してください」と言われて、その状態がなんと30年も続いていました。

そこで、ある眼鏡店で相談したところ、「国内で染められる一番濃い色のレンズを二枚重《がさ》ねする」という、特別な眼鏡を作ってもらったそうです。

多少の不便さはありましたが、それによってずいぶん助けられて、この二枚重ねの眼鏡を作ってくれた人のことをDさんは「命の恩人」と呼んでいました。

屋外で初めて人の顔が見えた！

そんなDさんは、ある別のお客様のご紹介で来店されました。今まで解決されなかったまぶしさが、ひょっとしたらなんとかなるのではないか、という藁《わら》にもすがる思いでのご来店だったそうです。

イノチグラスに期待して来られたDさんは、「運動会で子どもを見られるようになることが目標です」とおっしゃいました。お子さんの活躍をなんとか見たい一心がよく伝わってきて、手探りながら私もなんとかお役に立てないかと思いました。


脳の状態は、神経を通じて姿勢によく現れます。特に、体幹の安定度が指標になるということを子どもの発達支援を通じて感じていたので、いつものように時間をかけて細かく測定をし、体幹が安定するカラーレンズを何枚も何枚も、そして何通りも一緒に試して探しました。


そのうち、青と緑色のレンズとの相性がいいことが判明し、濃度を調整しながらいろいろ試すうちに、濃い緑色のレンズに青を加えてみたところ、もっとも体幹が安定しました。

そして「あっ！　見える」となったのです。

そこからさらに微調整をして、屋外に出てもらいました。すると、

「見える！　屋外で初めて人の顔が見えた！」

そう言って、大感激してくれました。

Dさんは緑色と青色のレンズで、つまり、その反対色である赤や黄色の波長を減らすとまぶしさがかなり抑えられて、見やすくなる目だったわけです。しかも左右の目でレンズの濃さをかなり変える必要がありました。

何色が合うかカラーの選択は落ち着きましたが、同時にとても光に過敏な日と脳で、左右でもその敏感さが違うということも分かりました。

Dさんの場合、環境によって色の濃さを使い分けることを希望されたので、最終的には濃さの違う6本の眼鏡を作りました。照明環境と時間帯に合わせて使い分けて過ごされています。

それ、努力の問題ではありません

まぶしいこととはちょっと違いますが、こんなケースもご紹介したいと思います。

アスリートは、視力がいいだけではパフォーマンスが上がらないことがあります。

例えば野球選手、特にバッターは、「両目のチームワーク」が大切です。

しかし、〝斜位〟または〝隠れ斜視〟という、両目に視線の座標ずれがあると、時に選手生命に直結するようなケースがあります。

それはどういうことか。例えばボールを見ている時の状況を考えてみましょう。

当然ですが、両目でボールを見ていますよね。

しかし、右目が少し上を向いていて、でも左目は少し下を向いているような「視線ずれ」がある状態がわずかでもあると、実は正確にボールを捉えられていません。

しかも、**〝ずれ〟といっても、本人も気づかないレベル**のものです。

本人にボールそのものは見えているし、そのわずかな〝ずれ〟には慣れて、違和感もありません。だから、まさか見え方に問題があるなどとは考えません。自分の努力が足りないのだと考えたくさん練習を重ねますが、その努力に見合うほどの成果は出ません。

見え方が改善できれば、すんなりできることも、「自分には才能がなかった」と諦めなければならないことがあるというのは、非常にもったいないことです。

ちなみに、この上下の視線ずれはスポーツ選手だけではなく、発達障害といわれる方も含め、誰にでも潜んでいることがあります。

何が言いたいかというと、「できない」や「苦手」と思っているものの中には、原因は努力とはまったく関係ないこともある、ということです。

単に見え方を調節するだけで、長年難しかったことができるようになったり、パフォーマンスが上がったりすることがあるのです。

視力だけが見る力ではない

このように実は、**見る力＝視力とは限りません**。それは私たちが**脳で見ているから**です。

視力は目の機能の一部にすぎず、目と脳は私たちが考えているより、幅広く奥の深い働きをしています。視力だけに囚《とら》われていると、目の機能を十分に活《い》かせないことになります。目は、ただモノをよく見るだけのものではありません。

目の状態について正確に把握するためには、まずは眼科で診察を受けて、目や脳に疾患がないか、健康な視力が得られる状態であるか、ということを調べることが大前提です。

「目が悪い、目が良い」という時、それは視力のことを指すのが一般的です。「右目が1・2、左目は0・8」など、数値の大小によって見える力が表されます。

視力が低いと「目が悪くなった」と一般にはいわれ、近視や乱視を矯正するコンタクトレンズや眼鏡が必要となります。

しかし、繰り返しになりますが、「視力がすべて」ではありません。実はもっといろいろな要素が絡み合っているので、不調を感じる人はまず、どこに問題があるかを探る必要があります。

2つ目の見る力〝コントラスト感度〟

私たちの視覚は、光覚（明暗）＋色覚（色彩）＋視力（解像度）で成り立っています。

光の明暗が分かり、色の違いが認識できて、そして細部まで見分けられる視力があります。光の明暗が分からなくなると視力は発揮できません。

例えば、夜盲症《やもうしょう》という症状があります。夜盲症はその名の通り暗い夜に見えなくなる症状なので、「光に不適応」ということになります。

また、色が分からなくなると見え方に変化が出ます。

私は色覚多様性特性（かつての色覚障害・色弱）があり、赤色が分かりにくいという特徴があります。

例えば、黒板で赤いチョークを使われると黒板の色と見分けがつかず、文字が見えにくくなります。視力がよくても、色によって見えにくくなる、これは「色に不適応」です。

微妙な色の濃淡を見分ける能力を〝コントラスト感度〟といいます。視覚のうち、色覚＋光覚によって決まります。

つまり、**小さいものを認識する「視力」と、濃淡を見分ける力「コントラスト感度」**。**この2つが伴って初めてよく見えます。**

白地に黒い文字など、濃淡の差によって、私たちはモノを認識できています。

このコントラスト感度がよくないと、トンネルや薄暗い道でよく見えないなど、夜間の運転に問題が出るかもしれません。歩道の縁石と車道の色が似たような色で、段差に気づかず、つまずいたり転倒する恐れがあります。また、読書、スマホやテレビを見ていて、目が疲れやすくなったことに気づくかもしれません。

コントラスト感度の低下は、誰にでも起こり得ることです。

真っ白なカメラのフラッシュを浴びたら一瞬、何も見えなくなりますよね。これは一時的にコントラスト感度が低くなった状態です。フラッシュは瞬間的なものですが、両目とも視力は1・0あっても目の病気などで「なんだか見えにくい」という場合、実はコントラスト感度の低下だった、という可能性があります。

白内障などの目の疾患以外にも、レーシックの手術後、薬の副反応、発達障害、トラウマ、更年期、出産後、自律神経症状や強いストレスを受けた後などにコントラストの問題を感じる人が多いようです。

自然光では問題はないけれど、照明など人工の光だと見えにくくなる人もいます。

このような方は、いわゆる視力測定を受けるだけでは、視力が上がらない原因が分からなかったり、見え方の満足が得られなかったりすることが多いように感じます。ストレスの原因が多様化し、人工の光に溢《あふ》れたこれからの時代、健康な見え方を維持するには視力だけでなく、コントラストを適正化することはとても大切です。

曇りの日、不調を感じる人

コントラスト感度がよくない場合、強い照明や白色に苦手さを感じていることがあるものです。では白は、どういう色でしょうか。それは、太陽の光の可視光線の波長がすべて高い割合で目に入ってきている状態です。

最後に光が届く、目の奥の網膜というところに、すべての可視光線の波長が届いているわけで、それは言い換えると光のエネルギーが強い、つまり情報量が多いということになります。

光に敏感な場合、その多すぎる情報量を処理しきれず、「まぶしすぎる」という状態になるわけです。

このような状態を多くの人が体験するのが、スキーやスノーボードの時です。ゲレンデはまぶしい状態。降り注ぐ太陽の光に加えて、一面の白い雪から跳ね返る光によって、痛いほどのまぶしさを感じます。

スキー場などでは雪面からの日光の跳ね返りが強いので、一面が真っ白に見えます。このような時にサングラスや偏光レンズを使って目に入る可視光を減らすことで、コントラストが上がり、雪面の凸凹がよく見えるようになります。

紫外線も含めて日光が跳ね返るので、日焼けに気をつけるだけでなく、**目がやけどのような状態になる雪眼炎《せつがんえん》（雪目）にも気をつける必要**があります。ゴーグルやサングラスで守るのが装備の基本です。

晴れの日よりも「曇りの日がまぶしい」という人もいますが、それは空が一面、白い雲からの跳ね返りで目に見えるすべての光(色)の波長が乱反射して目に届いているからです。

そのため、波長の感じ方で**「特に白がまぶしい」と感じる人にとっては、曇りの日はとてもつらい**。そういう人はけっして少数派ではないので、学校や公共施設や病院、オフィスの白い壁（パーティション）や白い床は、使う場面によっては検討したほうがいいかもしれません。視覚が発達途中の子どもや、光過敏の人は、白色のまぶしさを痛みとして感じている場合があるからです。

近年では、学校の教室もベージュやブラウンの木目調になったり、病室はパステルカラーがあしらってあったり、工夫されているところが増えています。

また、ノートが「白地ではなく何色でもいい」と選べるようになったら、本来の力を発揮できる可能性が高まります。

外界に色はない。見ているのは脳が作った色

先ほどから白色で説明しているように、私たちは光の波長の違いを目と脳で「色」と認識しています。世界に色が付いているわけではありません。

しかし、いきなり「色は付いていない、目と脳が色を認識しているだけ」と言われても、私たちには見えるようにしか見えていないわけですから、ピンとこない人も多いと思います。

私たちは、目と脳で波長を色に置き換えています。

目の奥にある網膜の視細胞に錐体《すいたい》と呼ばれるものがあり、これが色を見分ける働きを担っています。錐体には、「赤錐体、緑錐体、青錐体」の3種類があり、これらがそれぞれ赤・緑・青の光の3原色を感じる機能をもっています。

信号の青色は、実は500㎚（ナノメートル）という〝色が付いていない〟波長（電磁波）が目に届いているだけです。黄色は590㎚の波長で、赤色は630㎚の波長です。

色は光に付いているわけでも、物質に付いているわけでもありません。**光の波長を識別する視細胞によって、「塗られている」**と言ったほうが分かりやすいでしょうか。

可視光線が視細胞で色に変わり、脳の中で調整されて、作られている。目と脳で色と認識しているから、本当は外の世界に色があるのではなく、脳の中で見たものを色に変換して、色として認識しているということです。

光の波長の違いによって、色が変わってくるのです。

白色は400〜700㎚の、すべての可視光線が目に届いている状態ですが、黒色はどうでしょうか。黒色は、物質が目に見える光の波長を全体的に跳ね返さず、吸収している時の色です。可視光線の波長が物体に吸収されていると、私たちはその物体が「黒」に見えます。

つまり黒は、目に見える光がほとんどない状態です。宇宙のブラックホールは、光をすべて吸いこむことから黒色なのです。光はエネルギーなので、暗い場所にとっての目というのは、音がない場所の耳と同じように、脳を休めることができます。

黒の服は、その物質が光をすべて吸収するため、光の熱エネルギーをためて熱くなりやすい。すべて吸収している黒色とは反対に、白い色は基本的にすべての波長を跳ね返しています。そのため、白い服はエネルギーをためず、涼しく感じるのです。

このように色には、目や体に入る光エネルギーの種類と量が表れているのです。

ブルーライトカットの効果は……

まぶしさや目の疲れを避けるために、まずは「ブルーライトをカットする対策」が必要だと思う人がいるかもしれません。眼鏡店を営んでいると「ブルーライトカットの眼鏡は作れますか？」とよく聞かれます。

しかし、ブルーライトを避けることが一律の正解とはいえません。研究においては、まったく効果がない(註1)うえに子どもにはデメリットにすらなる(註2)とする報告もあります。

ブルーライトとは、青色に見える４００nm付近の波長の光のことです。

人間にとってのブルーライトは、一言で表現すると、**体内時計を整えてくれる重要な光**。ブルーライトカットを推進するのは、この光を避けることによって、まぶしさを防御できたりストレスを減らしたりできるとされているからです。

実際、時間帯や環境によっては、ブルーライトカットレンズによる疲労抑制効果を感じる人もいます。

まず、ブルーライトは波長が短いので、表面で乱反射しやすく、まぶしさやちらつきを感じやすい特性があります。また、ドライアイ傾向の人にとって不快になりやすい場合もあります。

夜間に長時間、ブルーライトを受けることで、体内リズムへの影響が出て睡眠の不安定を招くことが考えられます。また、体内リズムが乱れることで糖尿病や肥満のリスクが上がることや、うつ病のリスクになる(註3)という報告もあります。

状況によっては、ブルーライトをカットすることで楽になることがあります。

一方で、ブルーライトは脳をお休みモードから、**活動モードにしてくれて筋肉が働きやすいようにスイッチを入れてくれる**面もあります。

また、ブルーライトに近接するバイオレットライトを浴びることで、近視予防になっていることが分かってきました。日中でも部屋にいると日光はあまり目に届きませんので、屋外に出て、太陽光に含まれるブルーライトやバイオレットライトをしっかり受け取ることで、目や脳が育ちます。

屋外でしっかり遊び込むことは、子どもの目にとっても理に適《かな》っているわけです。

そして、太陽が沈んだ夜間では、ブルーライトに比べて暗い光や比較的暖かい色の光が、よりよい睡眠を誘います。

このように、ブルーライトそれ自体が毒なわけではありません。

ポイントは、**すべての光は目と脳の栄養になっているのと同時に、長時間の強い光は健康の害にもなり得る**こと。子どもは特に、屋外で太陽に親しみ、夜は眠りに向かって暗くして過ごすこと。長時間、人工的な光を見続けるのは誰にとってもストレスになり得ることです。そしてこれらは、すべて個人差があることを覚えておいてください。

年間400人を超える方のカラーレンズのデータを、ビジュアルストレスの観点から見た時には、実際には何色をまぶしいと感じるか、何色が目や体に負担がかかるかは、一人ひとり異なります。

加えて、**左右の目でもまぶしさの度合いが違いますし、まぶしくなくよく見える色の濃さも一人ひとり違う**ということです。

ここで大切なことは、「ブルーライトが良いvs悪い」といった極端に一般化された情報は、〝あなた〟の健康にとって常に正解とは限らないということです。

世界中のあらゆる研究者が、今も目や脳について研究して最新の知見を届けてくれています。しかし、まだまだ解明できていないことも多く、科学は目まぐるしく進歩しています。情報は疑いすぎず妄信しすぎず、自分で確認することが大切です。

まぶしさへの対応に、体力が消耗

まぶしいと感じる場合、見え方の不快さだけでなく、思った以上に体力を消耗しています。なぜなら、目から入った光を処理することは、脳にとって大変なエネルギーを使うからです。そして**まぶしい状態は、脳にとっては痛みとして知覚**されます。

脳は痛みを感じると、その痛みから体を守ろうとして、防御する態勢になります。痛みと闘ったり、痛みから逃避したり、痛みを感じないように防衛反応に入りやすくなるのです。
すると、**普段の活動で使われるエネルギーを、最初にまぶしさ（痛み）への反応として費やしてしまう**のです。つまり、**まぶしさや痛みが原因で、疲れてヘトヘトになってしまう**のです。

まぶしいという状態は、痛覚と光覚のミックスです。その人が言う〝まぶしい〟は、〝痛い〟なのかもしれません。

子どもがまぶしさを訴えても、周りの人にとってはまぶしくないと感じると、「おおげさだなあ」「これくらい我慢できるだろう」と判断してしまいがちですが、軽く聞き流さないようにしてあげてほしいと思います。

まぶしさやコントラスト感度の低下は、さまざまな年代の人生の質（ＱＯＬ）にかかわっている(註4)という報告があります。

また、まぶしさを生む目と、脳の多くの場所がかかわっているので、原因もさまざまです。中には視力や視野に問題がないのに、まぶしすぎて痛みもひどく、まぶたの痙攣《けいれん》を起こしたり、目を開けることすら難しい、「眼球使用困難症」と診断される人がいます。

この場合は、脳が光の調節でエラーを起こしていると考えられていますが、アイマスクなしでは外出できない、カーテンを開けられないなど、その生活への影響の深刻さに比べると医療分野での認知も発展途中のため、適切なサポートを受けられるまでに時間を必要とする場合があります。

感覚の中でも、視覚はなかなか人とは比べられません。まぶしさも人と比べることが難しいです。そのため、**眼鏡を作りにきて、初めて「自分はまぶしかったんだ」と気づく**方がいます。**見え方は他人と比べられませんから、「みんな、こんな感じなのだと思っていた」**とおっしゃいます。

見え方などの感覚は、一人ひとり違うもの。自分の感覚を知り、人との違いに優しくなれる社会に向けて、見え方やまぶしさの違いを受け入れて、必要なサポートが受けられるようになってほしいと思います。

第2章

目の疲れ、首や背中の痛みは、どこからくるのか

無意識のうちに、体をがんばらせている

体を無理にがんばらせている

私は、脳幹内の〝原始反射〟と呼ばれる、特に乳幼児に見られる動きの機能に注目して、発達障害（神経発達症）といわれる子どもたちの体づくりを支援してきました。

原始反射は、赤ちゃんの脳の発達には必要なものです。

これは次第になくなっていくものですが、**成長した後に、まだこの原始反射が残っていると、感覚や姿勢などの「不器用さ」や「お困り感」として見られること**があるのです。

発達障害のすべてがこの考え方で解決するわけではありませんが、実際に「人一倍がんばってやろうとしているけどできない」「人一倍がんばってなんとかできている」といった子どもたちと接して、原始反射が残っているケースが多いことを実感してきました。

子どもたちは、本来もっている特性や能力を発揮するための〝がんばり〟とは違う、「無理ながんばり」を要求されていることが多いものです。

したがって、一般的な常識や多数派の当たり前を突きつけて「無理にがんばらせる」よりも、一人ひとりが自分の「ベストを尽くせる」心身の使い方の支援が必要なことなのです。

例えば、私には書くことに困難さをもつ書字障害があります。小学生の頃に漢字を覚えるために何度も書き出して覚えるような宿題はとても苦痛で、他人の3倍以上の時間がかかりました。大人になってからもそれは変わらず、パソコンが普及するようになってから、考えを文字にすることが大変やりやすくなりました。

できた・できなかった、遅い・速いなどの「外側から見える評価」だけに頼りすぎると、その人の内面で起きている状態や、変化を見逃してしまうことになりかねません。

自分に合った方法やスピードで、「無理にがんばらない」で、できるようになるための支援を必要としている子どもがたくさんいます。

大人や社会から要求される無理ながんばりを、なんとかこなそうとしている子どもたちとの出会いから、「より楽に、よりよく動ける体づくり」を指針にしてきました。その経験が、今の眼鏡作りにも活かされているのです。

視力がいい人ほど、疲労や肩こりなどがある

これを目に置き換えて考えると、一般的には「(遠くが)よく見える」ことや「両眼視ができる」ことがよいこととされて、これをゴールにされがちです。しかし、決してそれが誰に対しても正解ではない場合があります。

例えば、**生きづらさを抱えた人の中には、視力はよくても両目を使えていない**場合があります。画家や音楽家などアーティストの方の中にも両目を使えていない方が比較的多いように感じます。

同じように両目をうまく使えない「両眼視機能不全」と呼ばれる状態であっても、その原因となる背景が違いますから、必要な対応や目指すゴールは変わってきます。

体を動かしているのは筋肉で、目の遠近のピント調節や明るさの調整も、筋肉が行なっています。そして、筋肉はすべて神経によって動いているのですが、**全身に張りめぐらさ**

れている神経は一人ひとり違う状態で働いています。

感覚や神経の多様性が、結果として目の状態の違いに出ていますので、みんなが同じように見えるということはないはずです。それを教科書的にみんなに同じゴールを設定してしまうと、必ず「無理」が生じます。

視力については、「私は目がいいから、何も困っていない」と思い込んでいる場合が多いのですが、実は視力がいい人ほど「がんばって」見ていることが多いです。例えば、〝遠視〟という状態の人たちです。

そのために視力がいい人ほど、目からくる疲労や肩こり、体の歪《ゆが》みなどがひどくなっているケースがあります。その場合、**「がんばらない」眼鏡によって、よく見えてかつ脳や体が疲れない状態をサポートすることが可能**です。

ちなみに視力とは、ある距離における解像度のことです。私たちは「目がいい」というと、すべての距離がよく見える状態だと思い込んでいます。しかし、実際には**「目がいい」とは、「遠くがくっきり見える」**状態を意味しています。遠くがよく見える人が、近くもよく見えるとは限りません。

例えば、老眼と呼ばれる場合です。子どもでも大人でも、遠くがよく見えているからといって近くの本の文字がよく見えているとは限りません。

見えているけれど、がんばっている。見えていないのに、がんばっている。がんばっていないけれど、よく見えている。このように、一人ひとり違います。

目のがんばりの左右差＝姿勢の左右差

現在の検査の仕組みでは、目は見えているか、見えていないかが重要で、目の「がんばり度」までを考慮する仕組みはありませんでした。しかし実際には、「見えている」と「がんばっている」は、別で考える必要があります。そして目の疲れ具合にも左右差があります。

私たちの握力や耳の聞こえ方にも左右差があるように、**目や筋力の疲れ具合にも左右差がある**ことは案外知られていません。

私もこの仕事をするまで左右差を気にしたことはなかったのですが、見え方と全身のがんばり度を観察して眼鏡を作ってきたから気付いたことでした。

例えば、視力測定で遠くの指標が左目も1・0、右目も1・0で見えていたとします。その時の右目のがんばり量と、左目のがんばり量は同じでしょうか。実は同じとは限りません。**つまり、「がんばっている1・0」と「がんばっていない1・0」ということがあるので、同じ視力でも中身が違ったりします。**

実はこの左右差が、姿勢の左右差に出ます。見え方だけでなく、関節の可動域や左右の重心に影響を与えています。

ですから、左右に傾いて立っている人の中には、眼鏡の度数を調整してあげると、自然とまっすぐに立てる人がいます。

逆にいうと、そういう人は目から姿勢の歪みが出ているので、いくら姿勢をよくする運動を学んだり、周囲に注意されても、なかなか改善しません。

こういったことは、視力だけを測定していては分からないものなのです。

乱視は、体のねじれを誘発

乱視という状態も、その人の目の使い方や体の状態など多くのことを教えてくれます。

乱視というとモノがにじむような、少しダブって見える状態です。乱視は、寝転んでスマホを見たり、近視や遠視があるのに眼鏡を使わないで見ているなど、がんばって見続けた結果として起こっていることも多いのですが、乱視となった結果、体にねじれを誘発している方が多いです。

ねじれというと、**例えば噛《か》み合わせのずれや、骨盤の回旋、左右の肩の高さの違い**や、上半身と下半身のねじれなどに出ている場合です。

体のねじれが大きいと、不定愁訴《ふていしゅうそ》や腰痛など、困りごととして出やすいです。乱視を補正する眼鏡レンズの決定方法は、実は眼科や眼鏡屋さんによってかなり考え方に違いがあり、眼鏡屋さんの間でも議論が絶えません。

意外と知られていないことですが、**眼鏡の度数は誰が測っても同じになる、というものではありません**。視力への考え方や知識の違い、目指す見え方によって、度数はまったく変わります。

特に、乱視は見え方や目の疲れに加えて、体のがんばりにも大きくかかわっていますので、しっかり会話して微妙な調整が必須だと私は考えています。

本を読む時の両目は寄り目

さらに本を読む場合などで近くを見る時は、両目を寄り目にしています。

その時、**右目と左目の寄り目のがんばり度も左右で違ってきます**。

そうすると今度は、姿勢のうち、前後の重心バランスに影響が出てきます。

寄り目が苦手な人や左右差がある人は、それを理由に**極端にかかと重心で足指が浮いた状態で立っていること**もありますので、そこを考慮しつつ眼鏡を作製することで、足の裏でしっかりと、より楽に立てるようになります。

このように、私たちは目と全身を見て眼鏡を作っています。

その観点から考えると、よく見えすぎる眼鏡が目や全身にとって大きな負担になっていることもありますし、教科書的に理想的な目の使い方が全員にとっての最適にはならないこともあります。

首がこる原因

目と全身がかかわっていることは、なんとなく分かっていただけたでしょうか。ここでは、もう少し詳しく目と全身のかかわりについて説明していきます。

まず、発達の過程から考えると、視覚は「生まれてから」身につける能力です。

ほとんど視力がない状態で生まれてくる赤ちゃんは生後数カ月の間に、あっという間に視力が伸びていきます。これは胎児の環境ではあまり視力が育たず、**生まれた後の環境で目と体を使うことで視力が伸びていくことを意味**します。

視力だけでなく、寝返りの動きは将来、本を読む目の使い方の獲得につながりますし、四つん這《ば》いの動きは、世界の奥行きや距離感が分かる立体視の完成に大きな影響を及ぼします。このように、目と体は全身発達が土台となって、視覚発達や社会性発達も進んでい

目と体の発達ピラミッド

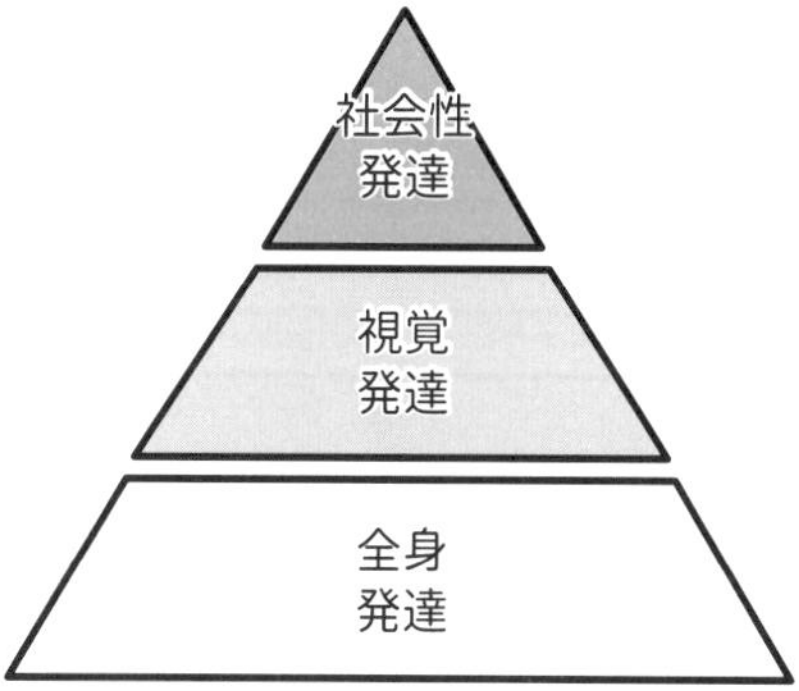

くピラミッドのような関係になっています。
つまり、**子どもも大人も、全身の発育と発達状態が、視力や目の使い方の土台**になっています。

目の筋肉は、単独で動いているわけではありません。全身の筋肉と連動して動いています。目を動かすために働く筋肉、外眼筋は目の周りに6本ついています。
この6本の筋肉によって、目を上下左右に動かせるわけですが、この外眼筋が動く時は、首の後ろについている後頭下筋（群）も連動しています。目を動かしながら、後頭部の骨と首の境目を指で少し強く押すようにして確かめると、首の筋肉が一緒に動いていることが分かります。

これは、目を使いすぎると首がこる理由でもありますし、**首をうまく使えると目がうまく使える**ということでもあります。発達障害といわれる子どもには首の筋肉の発達が未熟な場合があります。この場合、目の動きが悪いのは首がうまく使えないからなので、目の体操の前に、寝返り、ハイハイ、風船遊びのような首を育てる遊びをたくさんするといいでしょう。

そのほかにも、**足が発達すると両目の使い方がうまくなりますし、よく噛んで食べることは、視力の発達にも影響**します。全身の発達は視力をよくすることと深く関係しているのです。

プリズムレンズの眼鏡で楽になる人も

私たちは、2つの目でモノを見て、右目と左目の2つのカメラから入った映像を脳の中で1つに処理して見ています。この両目で見る能力「両眼視」のがんばり度も一人ひとり違います。

まず、左右の目が違う方向を向いて、両目で見ていない斜視の状態だと、モノが二重に見えたりするなど、見え方の問題が起きます。子どもの場合は視力の発達に影響が出ますし、時には脳の傷害が原因で斜視になることもあるので、放置せずにすぐに眼科にかかってほしいと思います。

両目で見ていても、**微妙な視線ずれがある場合を斜位（隠れ斜視）**と呼びます。

視力に問題がなく一見、困っていないように感じていても、よく調べると見え方が不自然だったり、眼精疲労や頭痛の原因になるなど、気づかないところで体調にも影響している場合があります。

斜位の人は、より多く目の筋肉を働かせて、両目を動かしてモノを見るため、全身にも連動して負荷をかけることになります。

ひどい肩こりや頭痛がある、寝ても疲れが取れない、集中できない、片目で本を読んでしまう、睡眠をとっても眼精疲労が解消できない人は、ひょっとしたら斜位による目のがんばりからきているかもしれません。

この斜位の状態をサポートできる、プリズムというレンズ機能によって、がんばりを減らすことが可能です。つまり、視線の方向をレンズによって変えることができるのです。両眼視を過度にがんばっていることで、**背中が硬くこってしまっている人**の中には、プリズムレンズの眼鏡をかけると楽になる人もいます。

プリズムレンズとは、一般的には斜視や斜位の人が使用するレンズです。

イノチグラスではそれに加えて、斜位による両眼視のがんばりが、重心や足の使い方に影響していることを考慮しながらレンズを調整します。そして、目の疲れの軽減や姿勢の調整の両方を確認しながら作製していきます。

近くを見続けることによる不調

これまで一律に、「遠くがくっきり見えるようにする眼鏡」が全員にとってよいわけではないことを述べてきました。遠くがよく見える「視力がいい」人たちにとっても同じリスクがあります。そのリスクについてご紹介します。

目安として、目から30cm以内の距離でスマホなどを見る癖がある人は要注意です。それは、**望遠レンズで覗《のぞ》いて草木の葉脈を見続けるようなもの**。目に無理がかかってしまうからです。

実際の人間の目はとても高性能なので、水晶体という目の中にあるレンズを筋肉で分厚くしたり薄くしたりすることができます。遠くの景色にも手元の針の穴にも、くっきりとピントを合わせるオートフォーカスの機能が備わっているのです。

その機能が備わっている「目のよい」人たちにとっては、近くも遠くもよく見えますから、ひとまずは見え方で困ることはありません。しかし、**目のオートフォーカス機能を長時間使いすぎて、気がつかないうちに体の不調につながっている可能性**があります。

スマホ老眼

近くを見るためには、水晶体を分厚くしてピント合わせをする必要があるので、それでスマホやタブレットを見続けると、水晶体を分厚くする毛様体筋という目の中の筋肉や、近くを見るために寄り目をするのに使う外眼筋がずっと働き続けることになります。

これらの目の内外の筋肉がずっとがんばる状態が続くと、**長時間重い荷物を持ち続ける時のように、プルプルと痙攣《けいれん》する**ことが知られています。

その痙攣を通り越すと麻痺してしまいます。

やがて年齢に関係なく手元の距離にピント合わせできなくなる、「スマホ老眼」や日が内側に寄ったまま戻らなくなる「急性内斜視」といわれるような、目の異常をきたします。

対策としては、**スマホを30分以上連続して見続けないこと、画面と目の距離を30㎝以上あけること、30歳を超えたら隠れた老眼は進んでいるので、体調に応じて近くを見る時の眼鏡を検討し始めること**。30—30—30と覚えてください。

いわゆる〝視力がいい〟人は要注意

特に気をつけてほしいのは、いわゆる視力がいい人（遠視の可能性がある人）、遠く（5m）の視力1・5くらいがくっきり見える眼鏡をかけたまま、視距離30㎝付近で連続30分以上の作業をしている人です。

首や肩の痛みがひどい場合、症状の原因がどこにあるかが問題ですが、もし目が原因であれば、「パソコン用の眼鏡」と「読字用の眼鏡」に分けて持ってみることをお勧めしています。

あえて、遠くが見えにくく、近くは楽によく見える眼鏡をかけることで、いわばカメラのピントが自然に合っている状態になります。そのため、目の負担が軽くなれば体が楽になり、集中力も続くようになります。

目の見え方には、遠くを見るのが得意な目、近くを見るのが得意な目があることをお伝えしました。

例えば、長距離走が速い人が、短距離走も速いというわけではありませんよね。短距離走が速いから長距離走も速いわけでもありません。

目がいい人や遠くがよく見える眼鏡をかけている人は、遠くも近くもよく見える両方得意な目と思われがちですが、年齢や体調や発達状態によって変わります。

「よく見えても疲れる」という人が多いことまで含めると、少なくとも現代生活のような目のストレス社会では、「遠くが見えるから問題はない」という考えは間違っているといえるでしょう。

眼鏡をかけている人や、元々視力はいいけれどパソコンの作業をしていて、「あー疲れた」となる人がいます。疲れてしまうのは、遠くがよく見える目の状態で近くを見る作業をしすぎていることが原因である場合が多いのですが、最初のうちはそれにほとんど気がつきません。

視距離を離すなど環境を整えたり、見る距離に合った眼鏡を活用することで、疲れにくくすることは可能です。鍼灸師《しんきゅうし》さんや整体をされる方に聞くと、**繰り返し施術にきて体の不調がいつまでもよくならない人は、目の疲労やがんばりが原因**になっていることがとても多いそうです。目の疲れに対処することは、健康をマネジメントすることになります。

30㎝より近い距離で、30分以上スマホなどを見続けている場合、大きなリスクがあります。特に脳神経や筋肉が発達途上の子どもは、一生に関わる問題です。斜視になったり、奥行きを感じる脳の成長に影響があるなど、視力の問題だけではない目や脳のダメージにつながりかねません。

もし、子どもだけでそういった管理ができない場合は、なおさら早いうちに手を打ちたいものです。一方的に禁止を言い渡すよりも、年齢に応じた説明を丁寧にしたり、時にはダメなモノはダメとはっきり伝えることが必要なこともあります。

スマホは子どもの目にとって負担が大きすぎます。そして、どうすれば子どもが自分で自分の目や健康を管理できるようになるか、大人も一緒に考えていってほしいと思います。

第3章

目は、外に飛び出した脳

全身の機能とつながり、バランスを支えている

目は飛び出した、ほぼむき出しの脳

そもそも、目はどういったものなのか。

目から入った情報が脳で処理されてモノが見えている、ということ自体はご存じの方が多いかもしれません。

目は**胎児の時に、脳の一部が特別に変化したもの**です。

脳で処理されているということは、実際は「物体を目で見ている」のではなく、「物体を脳が認識している」というほうが正確な表現です。目を通して、脳のスクリーンに映し出されているものを脳が認識しているわけです。

私たちが見ているのは、モノに当たって反射された光です。いくらモノがあっても、真っ暗闇の中では何も見えません。

モノに反射した光が目に達すると、その光はまず目の表面の角膜から水晶体に届きます。

その後、水晶体から網膜に届いて逆さまの像が結ばれます。

この逆さまの像を改めて逆さまにして、立体的に認識するのが脳です。モノを立体として見ることができるのも、脳が目から送られてくる情報を書き換えているからです。

また、目から入る情報はほかの感覚とつながり、全身の機能ともつながり、体の動きのバランスを支えています。さらにいえば、目は「心の状態」にも影響を与えています。目は、**脳の状態がそのまま現れている器官**です。

脳は頭の中にあって頭蓋骨で守られていますが、目だけは飛び出しています。そういう意味でいえば、「ほぼむき出しの脳」ともいえるのが目なのです。

瞳孔にはその人の情報が集まっている

「目は脳である」とは、目は思考や感情にも関係していることを意味しています。

心理学の実験では、横に気になる相手がいる時は瞳孔が開きます。特に気にならない人だと、瞳孔に変化はありません。

瞳孔の大きさの変化は、イライラ、ドキドキ、ワクワクなど精神状態と関係することが分かっています。例えば、好きな人や嫌いな人の画像を見ると瞳孔が動きます。

そのような気持ちも目に表れる。瞳孔の大きさを見るだけで、その人の気分が高ぶっているのか、リラックスしているのかが分かるのです。

瞳孔は明るい光が入ってくると小さくなり、暗いところへ行くと大きくなります。イメージとしてはカーテンを開け閉めするのと同じ。瞳孔が小さくなると目と脳に入る光は少なくなり、瞳孔が大きくなると光をたくさん取り込みます。

普段から瞳孔は忙しく働いていますが、それは無意識です。

瞳孔は脳幹という、呼吸や新陳代謝や血流などを担当している部位と同じところが起点になり、自律神経がコントロールしています。人間の意思決定にかかわる前頭葉の働きと瞳孔との関連を調べている研究グループもあります。このように、瞳孔は光など環境への適応状態が無意識的にあらわれています。

人が亡くなる時、息を引き取ったことは瞳孔を見て確認しますよね。最期に瞳孔がパッと開くのです。これは人の命にかかわる脳と神経の働きが止まったことを表します。

このように、瞳孔は生命や脳の覚醒にかかわっていることが分かります。瞳孔の大きさが病的な理由以外で左右違う場合や、瞳孔の開け閉めがゆっくりであるために、環境の明暗の急な変化に対応しにくい人がいます。

そうなると、明るさのコントロールができなくてまぶしいだけでなく、見る能力や身体機能への影響があることも考えられます。私はさまざまなお子さんと接してきましたが、**まぶしさを含む目の左右差に対処することが、その人の生活や学習の支援になる**場合があることを体験してきました。

瞳孔の開閉と自律神経の関係

瞳孔は、自律神経によって瞳孔の開閉が行なわれていて、年齢によっても大きさが変化します。瞳孔を開く時は交感神経が担当です。逆に瞳孔を狭める時は副交感神経が担当です。

おおまかにいうと、興奮時に交感神経により瞳が開く。鎮静時に副交感神経により瞳は狭まる。スマホやパソコンなどの光を見ている時は、明るいので瞳孔を狭める必要があり、副交感神経が優位に働いてほしいのです。

しかし、実際にはゲームに興奮したり、仕事のために緊張が高まる状態が多いので、そうなると交感神経のほうが優位になって瞳孔は開こうとします。

カーテンが開くように、目に入る光の量が多くなり、まぶしさを感じやすくなります。それによって眼精疲労を招くことも考えられます。

こういう状態が長く続くと、結果としてバランスを崩して体の不調を招いたり、子どもの場合、発達に影響が出てしまうことも予想されます。

目が疲れたら、あくび・水・ガム

学習する時やパソコン仕事をする時には、副交感神経を程よく使えるリラックス状態のほうが目と脳が効率的に動けます。

つまり**リラックスは、目と脳の機能を高める**のです。張り詰めるような緊張感や、長い時間の強制的な座学は、目と脳にとって非効率です。

子どもが学校の休憩時間にしっかり体を動かして遊び、交感神経を使って活動した後の程よい力の抜け具合で、また授業に向かうのは理に適っています。学習に向けた目と体の準備ができるからです。

目が疲れてきたな、集中力が欠けてきたなと感じたら、脳のリラックスを取り戻すために、あくびや水を飲むことをお勧めします。

あくびは退屈や眠さの象徴のようにされがちですが、緊張が続いている時に、**あえてあくびをすることで脳はリラックスや穏やかさを取り戻す**ことができます。また、**水を飲むことで胃腸を刺激し、副交感神経の働きを高める**作用があります。

また、よく噛むことが瞳孔や目のピント調節に働きかけて、目の機能を育てることも分かっています。噛むことで脳血流量、眼血流量が増え、目の自律神経にもよい影響があると考えられるからです。

勉強中や仕事中に、状況が許されれば**ガムを噛んでみてください。目と脳のリラックスを取り戻す**ことができます。長期的に発達を考えた時には、よく噛んで食べることは視力や目を育てることにつながります。

このように自律神経は、一日の中でも変化してパフォーマンスに影響していますが、加齢や強いストレスによっても影響を受けます。

もし、**以前はさほど感じなかったまぶしさを急に感じるようになった時は、自律神経の**

アンバランスが起こっている可能性もあります。なんらかの不調を感じていたら、こついったことも要因としてあるかもしれない、ということを気に留めておくとよいかもしれません。

眼鏡を作っていて感じるのは、**出産前後や更年期、ストレスが大きな時期にまぶしくなったと感じる人が多い**ということです。

あえて見えないようにする「脳の戦略」

ストレスと目は、非常につながりが深いです。緑内障などの病気で視界が欠けていくような目の器質的な異常ではなく、精神的な働きで視野が狭くなることがあります。これを「心理的視野狭窄《きょうさく》」といいます。普段もっている視野に対して、精神的な働きで視野の広さは多少でも常に変化しています。

見え方としての**視野が狭くなると、心の視野も狭くなってしまう**ことが分かっています。

そうすると考え方の視野も狭くなります。

それだけでなく光過敏の人や、その人にとって強いストレスがかかった場合にも視野狭窄は起こり得ます。

なぜそうなってしまうのか。「脳の戦略である」ということがいえます。

実は視野からたくさんの情報が入っていますが、**視覚過敏の場合、脳が情報を減らすため、視野を狭くしようとする戦略**を取る場合があると考えています。

発達障害といわれている子どもたちにもこの周辺視野の狭さから、生活や学習の難しさを生んでいる場合があります。

例えば、視野が狭いためにいきなり車道に飛び出してしまう子や、周囲で遊んでいる友達に気づかずぶつかってしまう子などです。落ち着きがなく集中できないといわれている子どもが、視野狭窄とは逆に周辺視過敏といって周辺の動きに敏感になり過ぎている場合もあります。

周辺視は重要なので第6章で詳しく説明しますが、ここでも少しだけ触れておきたいと思います。

まず**周辺視は、視野の99%**を占めます。

乳児の目はまず周辺視が発達しますし、周辺視によって「ざっくりと捉えること」や「周りの動きに気づくこと」のために重要な情報を得ています。周辺視によって、危険から身を守り、状況に応じて適切に行動することが可能になります。

しかし、ストレスが常にかかって生き残り優先の状態（闘争、逃避、凍結反応）になると、目の前の状況をやり過ごすために、脳の省エネを行ないます。

そのため、目では、視野を狭くし、脳に入る情報を減らし、記憶力を落として、現状の維持、自己保身のためにエネルギーを優先することになります。

視野を広くもちたい、心の余裕を保ちたい、冷静に考えて対応したいと心で思っていても、**脳の戦略として視野を狭めている場合には、いくらがんばってもうまくいきません。**

その場合は、**視野を先に回復させることで、よりよく人と関係をつくったり、創造的に考えたりするクリエイティブな脳の働きを取り戻すことができます。**

このように、視野の中でも普段は意識しない〝周辺視野〟の状態がその人の生活や体調に大きくかかわっている事例もたくさんみてきましたので、詳しくはのちほどお伝えしたいと思います。

視野の広さは人それぞれ異なりますし、左右差もあります。一度、チェックをしてみる

視野のチェックの仕方

1. 前を向いて、両手を伸ばして前に出し、親指を立てる。

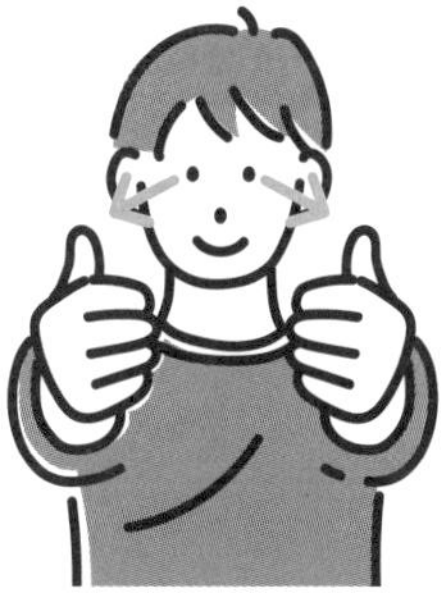

2. 視線は正面に向けたまま、親指を動かしながら両手を広げていき、親指が見えなくなった(動きを感じなくなった)ところが視野になる。

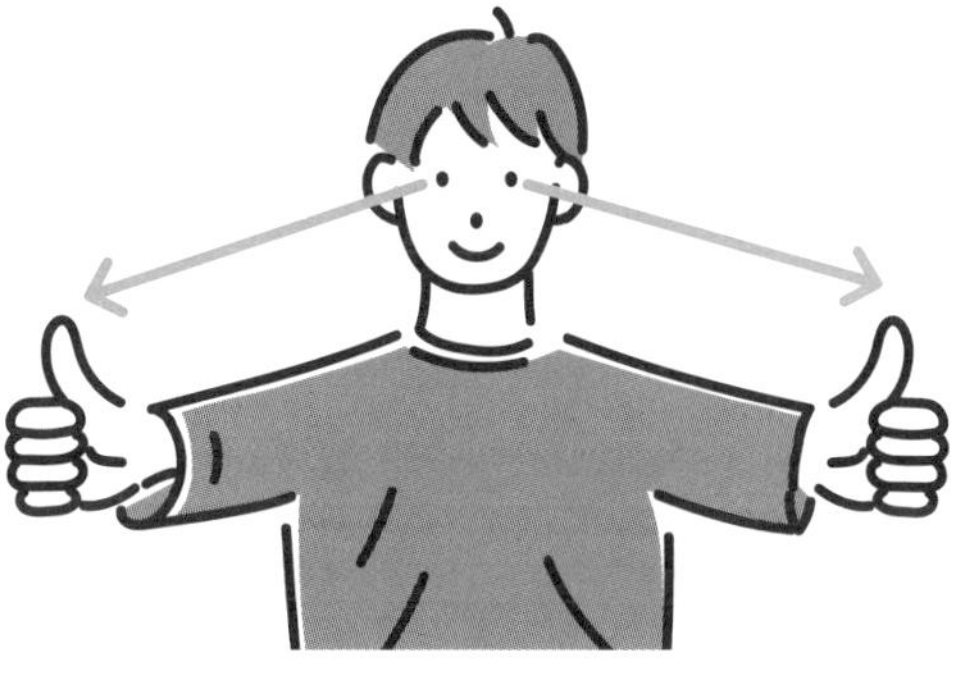

3. どこまで見えるかチェックするため、この時の視野の広さや左右差を覚えておきます。

視野回復のエクササイズ

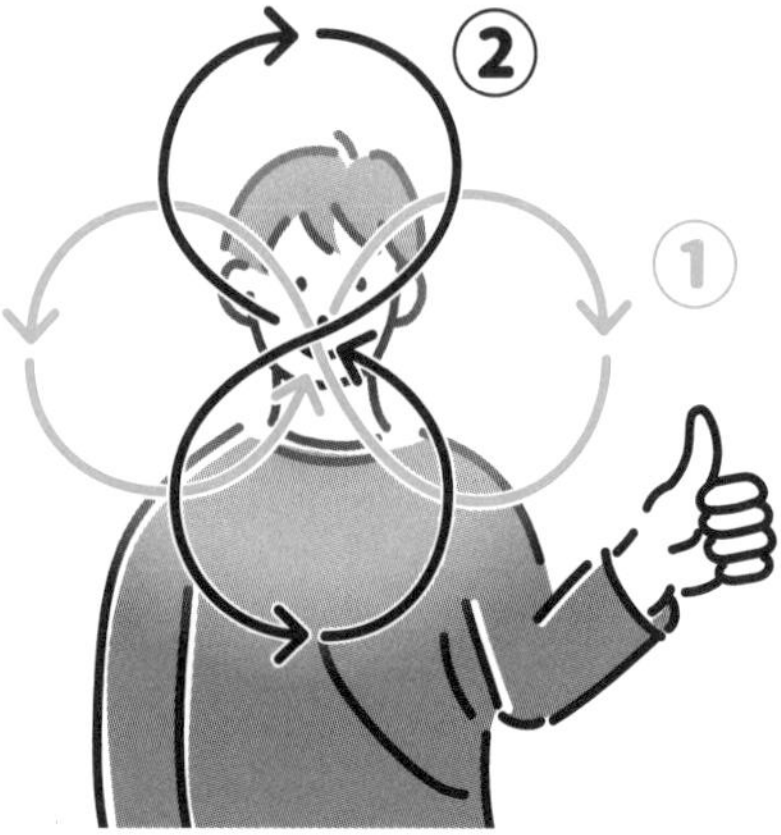

といいかもしれません。

次に、視野を回復させる方法です。

視野回復のエクササイズ

1．前を向いて、片方の手を鼻の前に伸ばし親指を立てる。

2．顔をできるだけ動かさず、視線は親指が描く横8の字（無限大）を追いかけるように動かし、3周する。

3．同じ要領で縦8の字方向にも3周する。

4．2～3の動きを反対の手でもやる。

その後、もう一度、67ページのチェックをして、変化を確認してみるとよいでしょう。

目はカメラだけではなく、アップルウォッチ!?

眼科医である坪田一男先生のお話によると、目には見ることにかかわっているタンパク質が4種類あるそうです。ロドプシン、オプシンなどのタンパク質が色の判別にかかわっているのです。

これらのタンパク質は、光を浴びると電気を起こして、色として認識できます。そのようなタンパク質が4つあるということです。ちなみに、これらは肌にもあるそうなので、「肌も色が分かっている」という話もあります。

その一方で、目の中には見ることとは関係ないタンパク質が5種類あるのです。見ることに関係するタンパク質よりも多いのです。ちなみに、魚にはなんと20種類ほどあるそうです。

見る機能以外で働くタンパク質は、なぜそんなに多いのでしょう。

光を体内リズムの調整に使っていたり、自律神経の調整に使っていたり、糖代謝の調節に使っていたり、ほかにもたくさん仕事があるからです。実際、太陽の光を浴びないと、肥満のリスクも高くなります。

そう考えると、目の機能は、「見る」よりも体の「調整」にもっと多く費やされているかもしれません。

目の働きはよくカメラにたとえられますが、それだけではなくて、呼吸の状態、姿勢、自律神経バランス、糖代謝、体内リズムと関係しているので、アップルウォッチのように生体情報をモニターしているのかもしれないのです。

そのアプリは無意識下で働いていますので、どのようなメカニズムで働いているのかつかみにくいのですが、このように目から入った情報は、意識に上がらなくても、無意識下でさまざまに心身を調整しているのです。

目から入った情報の2つのルート

めまいや頭痛、肩こりなどがあってその原因がはっきりしない場合、斜位の影響が考えられることは49ページでお伝えしました。そのように、その不調は目からきているかもしれません。なぜなら、**目に入った情報は半分が「見る脳」、もう半分が「体の脳」に入っ**

ているからです。

眼鏡がもっている役割のうち、一般的に視力調整（正確には屈折矯正といいます）は、ごく基本的な機能です。そのほかにも目の機能に及ぼす影響はいろいろあります。

それを知るために、目から入った情報のルートを確認してみましょう。

目から入った情報は、視神経を通して脳に入り、大きく「視覚系」と「非視覚系」という2つのルートで脳に入力されます。

視覚系ルート：物体を認識するための「見る」を担当。

非視覚系ルート：体を動かしたり調整したりする「調える」を担当。

この2つルートは、高速道路と一般道の関係に似ています。

視覚系ルートは、大脳の後頭葉にある視覚野というところに送られます。

私たちが「見える」という視界を得るための「道路」です。いくつかのサービスエリア（中継点）を経て、脳に送られます。これが、一般的に知られている「物体を認識する」目の働きです。

非視覚系ルート（視交叉上核《しこうさ》や脳幹の中脳というところにある上丘《じょうきゅう》に送られるルート）は、体内リズム、脳の覚醒状態、自律神経、糖代謝、姿勢、眼球運動、空間把握などを調整します。

その後、さらに扁桃体《へんとうたい》、視床というところにつながっていて「無意識」の領域で安心安全の感覚を生み出し、直感などを生み出すエリアに情報が送られます。

そして、先ほどの大脳の情報と組み合わさって、「意識」と「無意識」の連携の中で私たちは生活しています。

一般道である非視覚系ルートは無意識の道ともいえます。

この非視覚系ルートのうち、「体の脳」である脳幹の上丘と呼ばれる場所はさまざまな動作の調整をしています。

特に目にとって重要な場所で、目や首を無意識に動かす役割があります。

例えば、虫捕りをしている時に視界の端っこに入った蝶々《ちょうちょう》にサッと頭や目を向けるのは、この上丘という場所が作用しています。

目から脳へ続く２つのルート

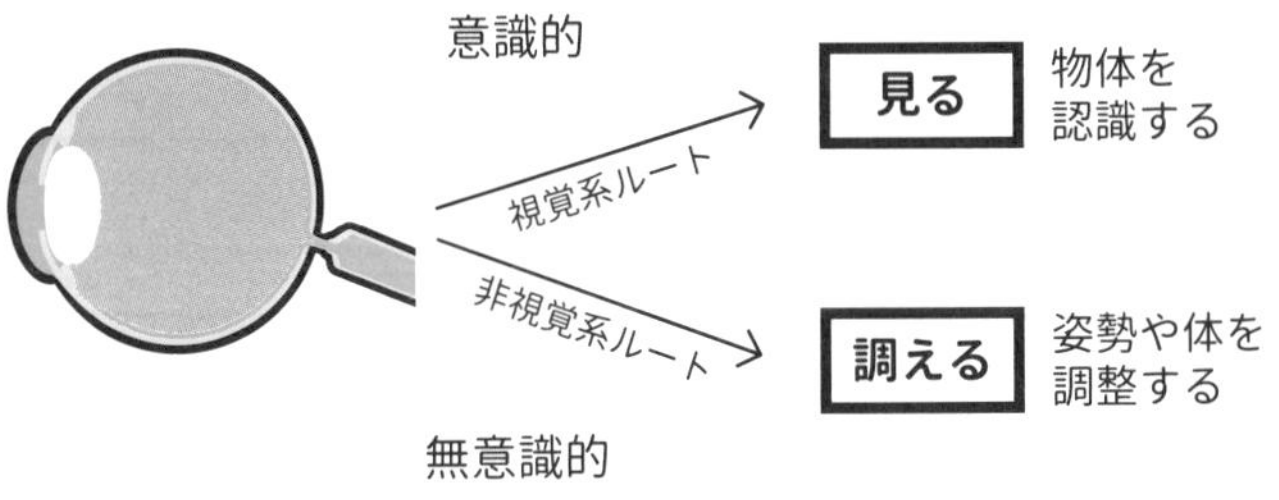

目から入った情報は、
意識と無意識領域の脳を経て処理される

スポーツなどでも**周囲の動きにいち早く気づいて動けるかどうかは、ほぼ無意識で行なっている上丘の能力次第**ということになります。

また、霊長類の私たちが、ヘビなどの天敵が視界の端っこに来ただけでも真っ先に気づく本能的認知や、視力が発達していない赤ちゃんが養育者の顔を認識するためや、より高度な脳機能の発達のためにも重要な役割をもっていることが分かっています。

発達障害といわれるお子さんに、長年この「体の脳」の脳幹の機能に対するアプローチをしてきた私は、目から入った光や色の影響がこの脳幹の上丘を介して生まれていると考えています。

第4章

眼鏡屋じゃなかった私がなぜ、眼鏡に注目したのか

生きづらい人を見つめていたらここへ

新卒でダスキンに入社

ここへきて、なぜ私が眼鏡店を開業し、レンズの開発をしているのか、気になる読者の方がいらっしゃるかもしれません。私にとってはすべての経験がつながって今があります。私が普通の会社員からなぜ、人間の発達までを考えた眼鏡店を開業するに至ったのかお伝えしたく、少しお付き合いください。

実は私は元々、福祉や医療の分野にさほど関心はありませんでした。大学を卒業して、新卒で株式会社ダスキンに入社。社会人としてスタートした大切な会社です。

ダスキンは、掃除のモップやマットなどが有名ですが、別事業でミスタードーナツも運営しています。私は希望通りドーナツ店に配属。一カ月間の研修を経て、副店長を務めることになりました。

3年目には店長を任せてもらえるようになり、期待に応えようとますます激務の日々。早朝5時から深夜1時まで、ほとんど休憩も取らずに働いていたこともありました。

そんな無理がたたってある時、腰を痛めてしまったのです。椎間板ヘルニアとなり、寝転がるのも大変な状態になって、力仕事が多いドーナツ店では働けなくなってしまったのです。

会社の配慮で、ダスキンの別事業であるマットやモップの営業部門に異動となりました。勤務地も地方から東京へと慣れない環境で、そのうえ経験のない飛び込み営業の仕事。当初、この仕事が本当に苦手で、また成績もまったくふるいませんでした。

そんな私が一営業マンではなく、チームをもってメンバーをまとめていく役割に就《つ》くのですが、私は当時20代の社員で、チームの営業マンはベテランの契約社員の方がほとんど。営業もできない、人望もない私では、百戦錬磨の営業の方々をまとめる力などあるはずもなく、実際に信頼に足るようなマネジャーではなかったため、不安ばかりが募りました。

チームのやる気を引き出すマネジメントの力を身につけなくてはと悩んだ末に、その頃、日本で普及の兆しをみせていたコーチングを学びに行くことにしました。

心理学を学びに渡米

コーチングの講習は新鮮でとても面白く、実際に学んだことを営業の現場で実践すると徐々に成果が出ました。そして、ほかの営業店からも見学に来てもらえるくらいまでに成長しました。

この時に学んで影響を受けた、**「人は、内側に無限の可能性をもっている」「人は、人生の答えを自分の内側にもっている」**というコーチングの基本概念がのちのちの眼鏡作りにも活かされるようになります。

私はさらに営業スキルや対人コミュニケーションを深掘りしたくなり、大学の心理学講座にも参加するようになっていきました。平日は会社の仕事をして、休日は心理学などの勉強をする生活です。

私はコーチングや心理学で学んだコミュニケーション・マネジメントがさまざまな職場で必要だ！　と思うようになります。そのためには、社内教育を担当している「人事の仕事をしたい」と考え始めて、会社に希望を出しました。採用や社内教育の部署で、自分が学んだコーチングのスキルを活かして貢献したいと考えたのです。

のちに人事部への異動がかない、今度は採用や社内教育、制度企画など、一通りの経験をさせてもらうことができました。さらにカウンセリングや心理学に傾倒した私は、アメリカに出向いてＮＬＰという心理学の資格を取得しました。

この時に学び実践したコーチングや心理学の、**「相手が主役で支援者は伴走者」という考えは、イノチグラスという眼鏡を作る際の基本姿勢**です。

「現状の視力の悩みだけではなく、これからどのように脳や目を使いたいのか、ひいてはどのように生きたいのかという未来の目標をもお聞きして、それを目指して伴走する」のが目育士の役割です。目育士とは、独自のカリキュラムを学び、「目と体と心」の状態を観察してイノチグラスを作る専門家です。

そもそも、眼鏡は究極のカウンセリング商品です。その人の過去の目の使い方、現在の視環境や生活スタイル、栄養状態、仕事や活動の内容、今後の人生設計、それら過去・現在・未来すべてが、これからお作りする眼鏡の出来上がりにかかわってくるからです。

学習障害のためのメソッド、ブレインジム

ある時、NLP心理学を学ぶ仲間から〝キネシオロジー〟というテクニックを教えてもらいました。心と体のつながりについて学び、ストレスはそれぞれの筋肉の状態に影響す

るという内容です。

私は心理学の学びを大変有意義に感じながらも、自分自身にとって実践が難しく感じる部分もあったので、体に働きかければ感情が即座に変わるというキネシオロジーの内容に惹《ひ》かれていきました。

キネシオロジー発祥の地はアメリカ。人間の健康は構造・化学・精神の3つのバランスによって成り立っているという考え方で、筋反射テストを活用したメソッドがあります。現在では、世界110カ国以上に広まっていて、「心の状態が体に出る」が基本理念です。

このキネシオロジーの種類の一つに〝ブレインジム〟という、学習障害をサポートすることを目的に脳を活性化させるエクササイズがあります。私はこれに大いに関心をもち、学ぶことにしました。


ブレインジムは、体を動かすことで脳を活性化させてもっている力を統合し、本来の能力を引き出すための教育プログラムでもあります。

ブレインジムには全部で26のエクササイズがあり、目的に合わせてその動きをすることで、目の前のことに取り組み進んでいく姿勢（頭、体、心）を整えます。

元々は学習障害のある子どもたちのために作られました。創始者は自身も学習障害のあるアメリカの教育学者ポール・デニッソン博士です。

現在は教育現場だけでなく医療機関や介護施設、ビジネスやスポーツなど、幅広い分野で取り入れられています。**トラウマを抱えていたり、発達障害のあるお子さんや大人に効果**があるといわれていますが、**障害のあるなしにかかわらず、年齢も関係なく、その人の可能性を引き出すための教育プログラム**なのです。

〔Brain Gym®（ブレインジム）は米国教育キネシオロジー財団の登録商標です〕

私は学びを進め、日本での2期インストラクターに認定されました。

この時にブレインジムを通して学んだ「学習知性を育むうえでは身体知性が土台になっている。特に身体の3軸バランス（前後、上下、左右）の発達や状態が学習能力や実行能力につながる」という考えにヒントを得て、イノチグラスの「身体―視機能測定」が出来上がりました。イノチグラスでも体の前後、上下、左右のバランスを考慮しつつ眼鏡を合わせていきます。

そのほかにもブレインジムのプログラムを通じて、自分自身も体調や嗜好《しこう》が変容しました。ミスタードーナツ勤務時代から持病のようになっていた椎間板ヘルニアの痛みが寛解し、自分の成長を実感できることも増えてきました。これまでの心理学だけでは、説明がつかなかったことが、体からのアプローチであるブレインジムでつながった感じがしたのです。

そこから、**「心」にだけ着目するのではなく、「体」を含めたアプローチが必要であると確信**、退職を決めてブレインジムの仕事を始めることにしました。

このように、当時は若さの勢いだけでがむしゃらに働いていたわけですが、自分が今こうして違う仕事をして、改めてダスキンの経営理念を噛みしめています。

会社員時代に慣れ親しんだ経営理念、「一日一日と今日こそは、あなたの人生が新しく生まれ変わるチャンスです。自分に対しては、損と得の道あらば損の道をゆくこと。他人に対しては、喜びのタネまきをすること」が指針となり、私の仕事観の土台になっていることに感謝しています。

子どもたちやお客様に、本当の価値や体験を提供し続けられるよう、謙虚さや好奇心を忘れずに、自ら進んで毎日成長を感じられる人間でありたいと思っています。

ビジネスパーソンやアスリート向けのはずが……

会社員生活の後半は人材育成や採用にかかわっていましたが、独学で心理学や体について学んだ経験から、社会人になる前に心と体を育てる教育や体験が必要だと考えて独立しました。退職後は企業研修や大学の講師の仕事などをフリーで始めることにしました。

並行して学んでいたブレインジムも、ビジネスパーソンやアスリート向けに教えることをイメージして始めましたが、実際には発達障害にかかわる人がたくさん来てくれたのは予想外でした。

いわゆる発達障害と呼ばれる子どもたちと親御さん、学校の先生などが来られます。ブレインジムは、元々学習障害のサポートとして発達支援の分野で知られたメソッドだったので当然でした。

その頃、タモリさんが司会の番組「エチカの鏡」で、ブレインジムのセッションをしている人として、取り上げていただいたことがあります。

この時の反響はとても大きく、「うちの近くでも教えてほしい」というお声もあって、キャンピングカーで日本各地を巡り、ブレインジムのワークショップを行ないました。

実は私は子どもが苦手でした。どのように接していいか分からなかったのです。当時は発達障害に関する知識もそれほどなかったですし、ただでさえ子どもが苦手なのに、発達障害といわれる子どもたちに私は何ができるのだろう？　と暗中模索していました。

しかし、実際に接して私が見た子どもたちの姿は、一般的なイメージとは違いました。とても純真で、がんばり屋さん。嫌なことを嫌だとはっきり意思表示できる、むしろ子どもらしい子どもが多かったのです。

重度の自閉症のある子どももいましたが、そういう子たちは私にとっては師匠でした。**非常に過敏な感覚をもっていたり、得意な動作とまったくできない動作が混在していたり「人間の体の発達がどのようになっているか。どうやって発達していくか」を目の前で教えてくれた**のです。

そして、私が支援しているというよりも「本気で私に・僕にかかわりたいの？　その覚悟はある？」と私が試されていた感覚でした。この時に出会った子どもたちと保護者の方には感謝しかありません。

私は、この時に出会った子どもたちに繰り返し教えてもらった**「本当に人生で大切なことは本人の中に答えがある」「人間の発達のヒントは言葉を超えた人とのやりとりの中にある」**という気づきを大切にして、世の中の役に立つ形で還元し続けることを心に決めて今も活動しています。それがイノチグラスという眼鏡の会社である、株式会社innochi（innovation 革新×child 子どもたちから学んだ、人間発達の仕組みを誰もが使える形で社会に還元し、変革を起こす）の名前の由来になっています。

学ぶことばかりの子どもとの発達支援セッション、それは私が子ども時代にできなかったことを取り戻すような時間でもありました。この時、心身の発達についてもさらに勉強をして、私はどんどんこの分野を深掘りしていくようになりました。

子どものサポートに力を注ぎたい

ブレインジムを使った発達支援を始めてからも、企業でのコーチングや新人研修、ビジネスコミュニケーション、ＰＤＣＡなどのビジネススキルの研修も続けていました。仕事のボリュームや収入源の面では、ビジネス研修は全体の約８割を占める重要なものです。残りの２割が子どもたちの発達支援の活動でしたが、この２つの仕事には、私の中で大きな違いがありました。

ビジネス研修を１日終えると、私は心も体もヘトヘトになります。一方で子どもとの発達支援セッションを１日終えた後には心はますます元気、体は疲れているけれどまだまだ動ける状態でした。仕事をした時間の長さに関係なくエネルギーが温泉のように湧き出てくるような感覚だったのです。

そこで私は、次第に子どもの発達支援に集中したいと考えるようになり、ビジネス系の仕事は思い切ってすべてやめることにしたのです。

収入面を考えるとかなり勇気がいりましたが、私にとって発達障害と呼ばれている子どもたちとの出会いの影響は、それほど大きかったのです。もっと力を注ぎたい、もっと時間をかけて、子どもたちを少しでもよい方向に伸ばすためにはどうすればいいのか……。

来てくれる子どもたちの中には、家でも親子一緒にメソッドを続けてくれて、本が読めるようになるなど、どんどん成長を見せてくれる子がいました。

一方で、「(灰谷の)セッションでは取り組める遊びやエクササイズを、家に帰るとやってくれないんです」とお困りの親御さんも多くいらっしゃいました。発達というのは数カ月に一度訪問する支援の中ではなく、毎日の日常の中にこそあると私は考えていたのです。

私の教室で楽しんで学んでくれるのは嬉《うれ》しかったのですが、大事なのは普段の生活です。どのような形なら生活の中でも取り入れられるか、思案していました。

「人間の発達は、障害者だけに必要なものではない。子どもだけのものでもない。**まずは、大人から発達することが大事。**専門家に頼りすぎず、日常の生活の中で子どもも大人も楽しく発達するにはどうすればいいか?」と、私はずっと考え続けていました。しかし、そう簡単に答えは見つかりませんでした。

初めは光ではなく、音からアプローチした

この頃の私は、ブレインジムなどから学んだ〝原始反射〟という、赤ちゃんの動きと発達の関係を実践して「遊び」からアプローチすることを体系化した講座を行なっていまし

た。胎児や乳幼児期にある原始反射という動きの「やり残し」がその後の発達に影響しているという考えに基づくアプローチです。

いろんな親子が来てくださっていましたが、ある時期に私が注目していたのは「音」の大切さでした。自閉症のある子の中には、私が話すと耳を塞《ふさ》ぐ子がいました。私の話す言葉よりも、話す音としての声に敏感に反応しているようです。聴覚の過敏さも自閉症をもつ子にとってよく見られることでしたから、まず自分の声を誰にとっても心地よい状態にしようと努めました。

そして聴覚トレーニングという、音響心理学から生まれた特殊な音源の音楽で聴覚を育てるプログラムを学んで、子どもたちに実践しました。

私たちは、音を骨に振動させて内耳にそれを伝える「骨導」と、空気の振動を鼓膜から取り込む「気導」の2つの経路で音を聞いています。

そして多くの人は普段、骨導を無視して気導に注意を向けていますが、自閉症の子どもたちは骨導の音も気導の音も無視できず、それが聴覚処理の難しさになっているようでした。

そのため、気導からも骨導からも音楽が聞こえるヘッドホンで心地よく感じられる音楽を聴くと心が落ち着いて、取り組みもはかどるようでした。

そのような中で、**首や背骨の動きが悪いお子さんに対して、私自身の声を背骨に響かせることによって動きを引き出す「音」のアプローチ**を試していました。

背骨への響き方によって、音程を慎重に変えながらハミングの要領で声を入れると、今まで動き回っていたお子さんが体を預けるようにして心地よさそうにするのです。

そうするうちに、その子自身が発する声で背骨に振動が広がるようになり、発語しやすくなったというケースがありました。

それ以外にも、自分から寝返りの動きをするのが難しかったお子さんが寝返りをできるようになったり、今まで出さなかった声（音）が出せるようになるお子さんがいたり、と少しずつ手応えを感じていました。

私はこれらの体験から「**子どもたちは音の波長に非常に敏感なために日頃、不快な音の波長を無視できずにいる**。だから発達支援者は波長の重要性について知り、その子に応じて快適な音（波長）を用意することが大切だ」と考えるようになりました。

同じ聴覚過敏でも、一人ひとりどの波長に過敏で、どの波長を必要としているかが違うと経験的にこの時に気づいたのです。

このように、声（音）を使ったサポートをする傍らで、目の使い方についても気になっていました。**光をまぶしがる子や、視力がいいのに見るのが不得意な子、目が動かない子がたくさんいた**からです。

目の使い方と発達には密接な関係があります。

例えば、私は子どもたちのボール遊びの熟達の仕方にある一定のパターンがあることに気づきました。そして**子どもたちがボール遊びを通して、目の使い方や社会性を身につけていくことを発見**した私は、「キャッチボールの発達はコミュニケーションの発達」というボール遊びのプログラムを作りました。

目の使い方や眼球運動に課題をもっている子はたくさんいましたが、私は目の専門家ではありません。ですから、全身発達と目の発達について、しっかり体系だてて学びをしたいと私は考えました。そこでビジョントレーニングや眼鏡作りのもとになっている理論である「オプトメトリー（検眼学）」に出合います。

インターネットで調べると、日本で唯一オプトメトリーを学べる専門学校が見つかり、今度は眼鏡の専門学校に行くことを決めたのです。

眼鏡の専門学校に4年通い、検眼学を修める

そうして、目と眼鏡の勉強をするために名古屋の専門学校に通い始めました。眼鏡課程が2年間、オプトメトリー（検眼学）の課程が2年間、通信とスクーリングで4年かけて学んだのです。

ここは主に、眼鏡店に勤める方がきちんと勉強するために通う学校です。とはいっても、実際に学校に通う眼鏡屋さんは多くありません。

私は、最初は眼鏡店を営むつもりはまったくありませんでした。目の知識を得るのが目的だったからです。

ところが予想以上に眼鏡の勉強が面白く、それに伴う光学や視科学の勉強もまさに目から鱗《うろこ》の内容ばかりでした。そして少しずつ、眼鏡店に興味をもち始めました。

専門学校で学ぶ知識はとても大切なもので、その奥の深さを感じていましたが、それと

同時に、この知識の枠に囚われないようにすることも意識しました。

なぜなら、既存の考え方で眼鏡を作る眼鏡店だったら、私がわざわざ始めなくてもいいことだからです。日本にも子どもの発達を考えて素晴らしいサポートをしてくださる眼鏡店さんや眼科の先生が、まだ多くないながらも確実に存在しています。

私が始めたいものは「全身の発達と目の発達の両方をサポートできる眼鏡店」でした。

それは私が学んだ既存の理論にはないものでしたので、既存の理論の前提を確認し、その前提は本当か？　と検証する必要があったのです。


現在、イノチグラスを作られるほとんどのお客様が口コミやご紹介で来てくださいます。それは従来の眼鏡作りにはなかった「体と心に合わせた眼鏡作り」の体験によって変化を感じられる方が多いからです。

従来の眼鏡作りの枠を超えた、目と体のつながりを私が発見できたのは、学びながらも、常に考えてきたからだと思います。自分の中で思考していたのはこんな感じです。

「視力はよくならない（悪くなる）。それは本当か？」

「非常に体系化された眼鏡測定の手法がある。でも実際には、それは一般の眼鏡店では行なわれていない。それはなぜか？」
「目を中心とした各種の測定により分析された度数のレンズが、本当にその人の人生全体にとってよい眼鏡になるか？」
「現行の測定のほかに大切な要素はないか？　何か見落としていることはないか？」

遠近両用眼鏡ではバランスを崩す

その中でも特に考えていたのが、「目とバランス感覚との関係」です。バランス感覚は専門的には前庭感覚といいます。私たちが重力のある地球で安全に安心して暮らすには欠かせない感覚です。

私たちの普段の姿勢は、３つの感覚によって制御されています。

その３つとは視覚×前庭感覚×体性感覚です。発達障害のあるお子さんは特に前庭感覚や体性感覚の未発達や感覚の凸凹である過敏や鈍麻があるので、**目の使い方が難しかったり、姿勢がよくないといわれたりするのは、それら2つの感覚が原因であることが多い**と感じていました。眼鏡によって視覚が変わると、バランスの機能である前庭感覚や体の位置情報である体性感覚も変わるはずです。

中でも累進《るいしん》レンズ、いわゆる遠近両用眼鏡のことを知った時に、私は直感的に違和感を覚えました。累進レンズで具合が悪くなる人がいる、と聞いたことはありませんか？ 累進レンズに替えたとたん、クラクラとめまいを起こしてしまう人がいるのです。

中には累進レンズ難民のようになって、いろんな眼鏡屋さんを渡り歩いたけれど、結果的にまったくかけられないという人もいます。その一方で、そうはならない人もいて、累進レンズの便利な機能で助けられる人が多いことも確かです。

「心身の発達（健康）は重力への適応」と考えていた私には、バランス感覚が影響を受けて吐き気やめまい、フワフワした感覚が出る人に「そのうち慣れます」「年齢が早いうちからかけないとそうなります」とは言えませんでした。

具合が良い人と悪い人がいるということは、必ず何かの原因があって、その調整ができればみんなが心地よくかけられて、バランスも整い、便利に使える眼鏡になるのではないかと思ったからです。

発達支援コーチをしていたことから、日頃から前庭感覚が生活や学習などの発達にどれくらい重要な役割をもっているかということは身に沁《し》みていました。

発達障害の子どもたちの困りごとには、「バランス感覚が悪い」ということが必ず出てきます。

累進レンズが必要なのは主に30歳以上の方で、特にご高齢の方にはとても便利なツールですから、せっかくかけるならよく見えて便利で、かつバランス機能も整って健康寿命にも寄与するレンズを開発したいと思いました。

カラーレンズの眼鏡を発想する

ちょうどその頃、専門学校で色のことを学ぶ授業を受けました。その授業が面白くて夢中で受講していたある日、先生が「色は波長です」とおっしゃいました。

その頃、発達支援の現場では音の響き（波長）を体に入れるというアプローチをしていたことがふと思い起こされ、自分の中で音と光が「波長」という言葉でつながったのです。

「音も波長。光も波長。どちらも波長だ！　音や光の波長に敏感な子どもたちに、もし眼鏡レンズのカラーで光の波長を変えたら、子どもたちの見え方や体のバランスはどう変わるんだろう？」と。

私はいても立ってもいられず、その色の授業が終わってからすぐに、専門学校の同級生で北海道の有名眼鏡店「eyewearshop北斗」の大川真広君に頼み、眼鏡のレンズに色を入れたらどうなるか、実験をしてほしいとお願いしました。

そうしてできた**カラーレンズの眼鏡をかけた私は、無色のレンズと比べてその優しい見えやすさや気持ちの穏やかさに感動**したのです。

音も波、光も波、波長の違いに敏感に反応する子どもたちの支援ができるのでは？　そして日常で、発達できるツールとして眼鏡ほど普及しているものはない――いろいろなことがつながってきました。

私は発達支援コーチとして「日常の中に発達はある」ということを大事にしたいと考えていたので、身の回りのグッズや生活の中のツールを使ってなんらかのサポートができたらいいと考えていました。そういう意味でいえば、眼鏡というツールは最適です。

そう考えて、カラーレンズがどのように全身の発達や見え方の支援に役立つか実際に試してみようと思い立ち、必要な機器を揃えて「発達する眼鏡店」を始めました。
ただし、1年間は修業、そして仮説検証の期間と思い、お金はいただかないようにして「物々交換で眼鏡を作ります。私は眼鏡を提供しますので、その代わりに何かお金以外で対価をください」と告知して、カラーレンズの検証をお手伝いしました。もちろん視力補正の眼鏡としての機能もしっかり学んで追求しながらです。

“明るい”と“まぶしい”は別、左右で合う色が違うことも

そうして1年間で、約400本の眼鏡を作らせていただきました。その試行錯誤の中で「innochi trunk test（イノチ トランク テスト）」という、体幹の安定度を測定してカラーレンズを選ぶ手法が出来上がりました。**色の刺激を変えると、姿勢の中でも特に、体幹の安定度に大きく影響が出ることを発見**したのです。

体幹の安定度は、実は筋肉の強さではなく、感覚と神経がつながった時に上がります。

そしてその色は一人ひとり違うことが分かりました。

「自閉症の子は、緑が読みやすい」といわれていたので、「緑色について調べないといけない」と思っていたことがあります。

しかし、実際にカラーレンズを作り始めてからは、「何色でないといけない」ということはなく、その人の体幹が一番安定する色を選んでいくと、一人ひとりみんな違うということが理解できました。

このように、少なくとも運動機能においては、色に特定の効果があるとされてきた既存の理論は当てはまらなかったのです。

この時の発見は、のちに東北大学大学院医工学科との共同研究において科学的に証明されることになります。

例えば、黄色という色は、一般的には「明るく」見える色です。

黄色のカラーレンズは明るくなるので、夜間の運転用として既製品の黄色サングラスもあります。しかし、その黄色サングラスを昼間にかけたら「まぶしくない」という人もいたのです。〝明るい〟と〝まぶしい〟は、別の知覚であって、色の感じ方は本当に人それぞれだと実感しました。

また、最初は左右両方の目は同じ色を試していましたが、ある時、両目に同じ色を入れたら、片側の体幹は安定するけれど、もう片側の体幹がとても不安定でグニャグニャする、という人がいました。

本当にその場のひらめきで、片方の色を違う色にしてみたところ、体幹は安定するし「見やすい!」という結果になったのです。

それが分かってから、すべての人に「左右眼でそれぞれに最適な色をサポートする」という検証を始めたところ、**1/3から半数くらいの人は、左右違う色のレンズが見やすく、体幹の機能も上がる**ようでした。

特にある種の学習障害や、とても強い羞明《しゅうめい》(普通の明るさでもまぶしく感じ、目を開けているのがつらい)の方の中には一定の割合で、左右の目でまぶしさが大きく違う人がいることも分かってきました。

その後は、一人ひとりの違いだけでなく、個人の感覚にも左右で違いがあるということを前提にして、その人の感覚の個性を最大限に活かせるように測定にあたっています。

第5章

大人になっても、体は発達し続ける

子どもの成長から分かる目の働き

胎児～赤ちゃんの目の発達

カラーレンズによる色の効果や、体への影響などから眼鏡を作るというアイデアは、ただなんとなく思いつきで出来上がったのではありません。発達障害といわれる子どもたちの変化の様子を解剖、神経生理、筋骨格構造、脳機能に関する書籍や文献と照らし合わせて考えても、理に適っていました。

では、見るという行為はどのように発達していくのでしょうか。また、子どもの視機能や全身を発達させていくにはどうすればいいでしょうか。

先述で少し触れた、赤ちゃんが獲得していく能力をヒントに、目と色の関係や感覚器官、運動神経との関係について、さらに踏み込んだ解説をしていきます。

母体の中で成長する胎児の時代、目そのものはかなり早くから作られていて、暗い羊水の中で成長する胎児に視覚はまだ不必要だと思われがちですが、光には反応しています。瞬《まばた》きもできるようになっていますし、視神経も育っていて、目を使う日のための準備が着々と進んでいます。

そして、いよいよ赤ちゃんが誕生。

新生児の焦点は、顔から16～24㎝くらいです。生まれたばかりの頃は、色を認識する視細胞が発達していないので、世界はまだカラフルには見えていません。

赤ちゃんが認識できる色は、黒、白、グレーだけ。モノクロームの世界だといわれています。

生後数週間から数カ月の間にも、抱っこや授乳、寝返りやハイハイなどを通して、赤ちゃんは目を使うことを学び始めます。

目はモノを見るために必要な構造ですが、**赤ちゃんはまだ両方の目を協調させて見る方法を知りません**。しかし、生後数週間から数カ月で、将来とても大切になる、両方の目を協調させて見る「両眼視」の能力のための土台づくりを**全身運動をしながら発達させていきます**。

視覚学習のポイント

幼少期に目を育てるために、何をすればいいか。視覚は学習して身につける能力です。そして目の発達は、将来に大きく影響します。

目の発達によって、何が重要で何が重要でないかを認知する力がつきますし、世界の美しさを感じることができます。例えば自閉症の方の場合でも、感覚入力や視知覚の個性が、結果としてその後の社会的な能力の発達にまで影響するといわれています。

私たちが手に入れる視覚を機能として分けると、主に4領域❶「見たものを受け取る力（視覚受容能力）」❷「目のチームワーク（目の協調性）」❸「注意を向ける力（視覚のセンタリング）」❹「表現する力（視覚表現能力）」に分類できます。

❶「見たものを受け取る力（視覚受容能力）」

この力は、目と身体感覚がつながることによって、奥行きや立体感覚、周辺視野が発達します。目にしたものに迅速に対応することができるようになることで、学習や運動の能力が向上します。

この能力を手にするには、「私は空間の中のどこにいるか」という固有受容感覚を養う必要があります。固有受容感覚というのは、筋肉や関節にある感覚器です。

目は視覚の器官ですが、皮膚や筋肉、関節もまた、全身が目と連携して視覚を担っているということを意味します。そのために大切なのが、**寝返りやずり這《は》いなど、床の上での赤ちゃんの動き**です。

この動きは、赤ちゃんだけでなく、**大人がやってみても効果があります**。

これによってインナーマッスルが使えるようになり、呼吸の機能が発達します。赤ちゃんの原始反射だと緊張性迷路反射（ＴＬＲ）や非対称性緊張性頸反射（ＡＴＮＲ）という動きがかかわっています。

❷ **「目のチームワーク（目の協調性）」**

この力が育つと、自分自身の両目を使ったより細かな距離感の把握やコミュニケーション、記憶力や理解力の向上が可能になります。

両目を使うこと、両耳で聞くことが理解力や記憶力にかかわっていますので、目と耳のチームワークの発達が大切です。

例えば、文章の理解には脳の中で視覚的にイメージし、音を小さく部分的な言葉に分けていく能力が必要です。そのためには、視覚と聴覚の連携が鍵になります。

いわば、視覚に頼りすぎることがないように、耳や肌でも世界を認識する力が鍵になります。そのためには、目以外の感覚が研ぎ澄まされる暗いところで過ごす時間を、日常でしっかりと経験することです。具体的には、**夜の室内照明を暗くして過ごす**ことです。そして、**楽器の生の音に親しんだり、歌ったり、踊ったり**する経験を疎《おろそ》かにしないことです。

❸「注意を向ける力（視覚のセンタリング）」

この力は、見る対象や焦点を選択し、重要でない視覚情報にふるいをかけられる能力です。見ることと同じくらい、**見ないことが大切**なのです。例えば学習で、集中している時ほど、必要なこと以外は見ていません。それにより、読むこと、物事を読み取ることなどの分析的な能力も向上します。

手の機能と同じように目も、伸ばし、つかみ、持ち続けて、探り、手放すことができる能力が必要です。目で見て、見ているものに手が届く「手と目の協調性」と呼ばれる能力の基礎は、積み木やお絵描きなど、手が届く身近なもので遊ぶことで身につきます。

食事の時にスプーンやフォークなどを扱えるようになることを通して、物事を把握し、その特性を知り、空間的な関係を見出したりすることができるようになると、知能が発達し始めます。手の発達は脳の発達と相互にかかわり合っています。積み木やブロック、砂遊びや泥遊び、玉遊びなど手と目を使って遊ぶ時間は脳を育てる時間です。

❹「表現する力（視覚表現能力）」

この力は、想像力や創造性により視覚化して、現実を生み出す能力です。

私たちは脳内にイメージを作り、それに基づいて行動します。自分自身が確固たる一個性だと感じると同時に、他者に共感し思いやりをもてる。それができるのは、しっかりと社会的な境界線を設定し、個人の空間の感覚をもっているからです。

読み聞かせや、おままごと、ものまね、人形などで想像力を使って遊ぶことでインナービジョン（内なる視覚）が育ちます。

そして、頭の中で描いた自分自身の行動の結果を予測して、全体像を見る。同時に、心の中で素早く効果的に、起こり得る結果を予測する能力が身についていきます。こういった能力が将来的にどのような社会的状況によっても必要になる「視覚」です。

結局、人は「のびのびと自然の中で動く」が基本

これらの大切なことを一言で表現すれば、「自然の中で遊ぶこと、そして子どもらしくその子らしく、のびのびと遊びこむこと」です。それが、**将来のその子自身の幸福度に影響を及ぼします**。また、**生活や学習に必要な「眼球運動」も獲得**していきます。

眼球運動にはいくつかの種類がありますが、大きく2つに分類できます。

動物時代からある「旧型の眼球運動」と、人間になって手に入れた「新型の眼球運動」です。すべての乳幼児と子ども、特に、発達障害といわれるお子さんにまず大切になってくるのが、「旧型の眼球運動」である「前庭動眼反射（VOR）」や「視運動性眼振（OKN）」という動きです。これは頭が動いた時、それと反対方向に眼球が動く機能です。

この動きは、寝返りをする時、持ち上げられる時、抱っこされて歩いている時、ブランコに乗る時、回転遊具やトランポリンで遊ぶ時、段差のあるところからピョンと飛び降り

る時などに使います。

体を動かすことで結果として目が動く。この体験がもっとも基礎の目と姿勢の発達です。

〝足育て〟は、姿勢や目を育てる

では、姿勢と健康的な目の使い方を育てるために、効果的な遊びにはどのようなものがあるでしょうか。

私は足の発達にも注目しています。トランポリン、ジャングルジム、回転遊具でグルグル回る、ジャンプをする、坂道を歩く、などがあります。

大切なのに軽視されがちなのは、**自然の中のデコボコを動くこと**です。不整地、つまり舗装されていない、デコボコの山道、歩きにくい道や砂浜などで過ごすことです。

手のひらや足の裏には、非常に高度な「センサー」があります。手や足は元々つかまったり、つかんだりする動きを経験することで発達し、人間らしい動きを獲得します。

そして、立つ姿勢を保つためや目を使う時、足の裏にたくさんある微細なセンサーが脳に情報を送って、それがフィードバックされています。そのため、サイズの合わない靴を履いたり、きれいに舗装された場所で過ごしている時間が長いと、そのセンサーが育ちません。

私の息子は、「森のようちえん」というところに通いました。基本的にずっと森の中で過ごすのですが、予想ができない傾斜や、木の根っこが飛び出て凸凹だらけの場所で走り回り、自然に触れます。同時に危険もある自然の中で大人のサポートのもと、自分の身を守るために見て、聴いて、感じて、自分で判断しつつ遊ぶことを経験したことが、きっと一生の財産になるものと考えています。

首の上と下で情報量が違う

現代生活では、**首から上の目と耳にたくさんの情報が入ります。それに比べて、体や足など首から下には感覚刺激が入る経験や時間が少ない**のです。

たとえ田舎の環境でないとしても、公園などで子どもがどろんこになって遊び、子どもの感性を大人が優しく見守り、自由な遊びを経験できる環境が残ってほしいと切に願っています。

また、裸足で過ごしたり、休日に登山や川遊びや海遊びに出かけ、木登りをして、田んぼでワイワイ過ごす、トランポリンで遊ぶなど、首から下の全身にたくさんの感覚刺激が入った日の子どもたちは、夕食を食べる時の姿勢がとてもよくなっています。

山や農地など自然の中にある不整地に頻繁に行けないという人には、デコボコ道を再現したようなトレーニングツール、アダプベースがお薦めです。アダプベースは、日本アダプテーショントレーニング協会が提唱する、アダプテーショントレーニングという考え方に基づいて作られています。

アダプテーショントレーニングとは、人がこの地球上で活動していく時に必ず行なう適応反応（アダプテーション）を用いたトレーニングです。それは、「くぐる」「登る」「渡る」「ぶら下がる」の4つの動きを指します。

自然の中にあるこのような動きを、赤ちゃんや子どもが経験することで、全身の運動能力が発達します。それだけでなく、同時に本を読む力や、コミュニケーションに使うアイコンタクトのような目の動きも発達していきます。

私たちイノチグラスでは、お子さんの眼鏡作りの時には、長い目で目の発達を考えています。足の発達を学んで、足元から健やかな成長を助ける方法として、イノチグラスの色の効果を取り入れたインソールを作製できる者もいます。また、口腔《こうくう》と全身の発達を診る歯科医さんや専門家を紹介することもあります。児童期においても、目の発達は全身の発達が土台になっているからです。

斜めを見る力の発達

子どもの脳は、少しずつ線や図形が認識できるようになり、それがさらに発達して、文字の理解に進んでいきます。

実は脳の中で、縦線を縦と認識する機能と、横線を横と認識する機能は別の領域に存在しています。縦と横は別の場所で処理している情報なのです。

病気や事故で脳の一部を損傷した人の中に、横を認識する部分だけが壊れてしまい、横が分からなくなる人がいます。つまり、縦は分かるけれど、横が分からなくなることがあるのです。

4〜5歳は、「斜め」を認識する力が伸び出す時期です。この時期に斜め線を含む、さらに複雑な図形、例えば三角△が知覚できて、だんだん描けるようになってきます。

斜めという概念は、3〜4歳くらいにならないと認識できません。1〜2歳の幼児が、斜めの形の物を見ても、絵に描く時は横とか縦に描きがちなのはこのためです。

縦線や横線はそれよりも早く3歳くらいまでには知覚できるようになるのですが、斜め線はそのあとです。発達的にも斜めの認識に課題をもっている子も一定数います。アメリカの心理学者スチュアート・アペル（1946〜2011）という人が、斜め線を書き写すパフォーマンスが一般に垂直、水平に比べて劣るという事実を斜線効果と名付けているくらいです。

考えてみれば、斜めというのは不思議な概念です。

辞書には、縦とは「垂直や前後方向のこと」、横とは「水平や左右の方向を指す言葉である」、と書いてあります。しかし斜めとは「基準方向に対して、垂直でも平行でもないこと」と書いてあります。AでもBでもない。では、定義は何？　と思うのは私だけでしょうか。

実際、斜めにはさまざまな角度が含まれます。その角度の違いまでを検出できないと、斜めという線をイメージできたことにはならないわけです。

図形を描いてもらうことで、その子の知覚（線や図形のイメージ）がどのくらいの発達状態かを知る検査があります。発達障害や学習障害といわれるお子さんの中には、特に斜めの知覚が弱い子もいます。

人間関係での〝斜めの関係〟

その場合、書字や読字に影響が出るだけでなく、人間関係にも影響が及びます。

縦の関係である親や担任や上司、横の関係である同級生の仲間や友人との関係以外に、実際の社会では、親戚や近所のおじさん、担任ではない保健室の先生や隣の部署の部長など、斜めの関係に溢れています。そういう人たちが、仕事や人生において重要な役割になることも多いのですが、関係性を築くうえでは、縦や横の関係よりも複雑です。

斜めの関係というのは、直接の指図はされないけれども、友達のような馴《な》れ馴れしい存在でもない関係。普段あまりかかわりがないけれども、利害関係がまったくないわけではない関係。このように、まさに縦でも横でもない関係で、その都度ケースバイケースで変わります。

斜めの関係には、そういう距離感や斜め度合いへの対応の難しさもあります。かといって、縦と横の関係だけで生活をしていると、思考そのものがますます垂直的・水平的で柔軟性に欠けます。何かにつまずいて転んだ時、思考を立て直して立ち上がることに苦労することになってしまいます。

このように斜めの知覚は、学習のみならず、社会生活にも大きな影響があります。

ちなみに、視力検査で使われるランドルト環《かん》（Cマーク）も、斜め方向の指標を取り入れると少し成績が落ちる傾向にあります。

斜めの知覚の発達はさまざまな経験によって10代前半まで続くとのことなので、とても長い期間をかけて発達するようです。

では、赤ちゃんや子どもは「斜め」を、何からどうやって学習しているのでしょうか。

最初はボディイメージです。体の中の「斜め」をうまく使えるようになることが大事です。

例えば、右手で左側にあるモノを取る動きです。このような「体の真ん中をまたぐ動き」

を正中線交差といい、**寝返りのような動きの経験を積んでいる**ことが土台になっています。

斜めの認識が少し苦手な場合、オセロなどをして遊ぶと斜めのコマに気づきにくいかもしれません。もし、将棋やオセロなどコマを使った遊びが好きなら、斜めという概念を学ぶいい機会になります。

それに加え、これは私の意見ですが、人の表情から斜めの微妙な違いを学んでいるように思います。**斜めの知覚が苦手な人は人の表情を読むのが苦手**な場合があります。

斜めの知覚が育つと、表情を読む力もついてきます。口の形が「への字」なのか、口角が上がっているのか、目が吊《つ》り上がっているか、垂れ下がっているか。その斜めのラインが分かるようになって初めて、表情も読めるようになるのです。

回転遊具で遊んだら、本が読めるようになった

動いているものを目で追ったり、視線を素早く動かしたり、両目を寄せたり離したりするのが眼球運動の働きです。眼球運動の発達は10歳くらいまで徐々に進んでいきます。

このような目の働きがうまくいかずに「本を読むのが苦手」と感じてしまうお子さんは多いです。

本を読む時は、108ページでも触れた「新型の眼球運動」を使います。「新型の眼球運動」には、なめらかに目を動かす追従性眼球運動（パスート）、一点から一点へ素早く動かす衝動性眼球運動（サッケード）、いわゆる寄り目の動きである輻輳《ふくそう》（バージェンス）があります。

しかし、これらの眼球運動の土台は、先述のように「旧型の眼球運動」が担っています。自然の中の遊びや活動で特に使う動物由来の眼球運動です。

それを確かめるために、私はある講座で、本を読むのが苦手な大人を10人くらい集めて実験したことがあります。

本を読む体験をした後に公園にある「回転遊具」で遊ぶのです。

そのあともう一度、読書をしてもらいました。そうすると全員がなにかしらの改善を感じました。昔は公園に必ず置いてあった回旋塔や回転ジャングルジムなどは、108ページで触れた旧型の眼球運動である前庭動眼反射や視運動性眼振を使います。実験にはぴったりの遊具でした。

でも、なぜ回転すると本が読みやすくなるのでしょうか。

それは、**回転する時の目の動きと本を読む時の目の動きが、同じ脳の回路を使う**からです。回転遊具に乗る時に使われる目の動きの前庭動眼反射は、姿勢保持や注視（ものを見続けること）に重要な役割を演じています。

本を読む時の眼球運動である「サッケード」は、それらと共通の神経回路を共有しています。

そのため、回ったり、滑ったり、揺れたりするような遊びのあとでは、さらに本が読みやすくなることがあります。昔の学校のように短い休み時間に回転遊具に乗って、そしてその後の授業に集中するというのはある意味、理に適っているということが分かります。

回転遊具が減ったとはいえ、遊具を見渡すと、前庭動眼反射を使うブランコやシーソーなどの遊具もあります。**ブランコは大人にも効果がある遊具**です。

小さいお子さんだったら、抱っこして一緒にグルーンと回ったり、回転いすに乗せてクルクル回してあげたりすることも、同じ種類の刺激の遊びとなります。

昔の遊びは、子どもの発達に効果大

感覚や見る力を育てる遊びは、昔の遊びに多いものです。

凧揚《たこあ》げは小さい子でもできますよね。風に向かって走りながら、手に持った糸をコントロールして、フッと凧が揚がった感触を体感し、空に揚がった凧を見上げる。遠近のピント合わせの能力は、遠くから近くのように迫ってくる動きの前に、近くから遠くへとモノが離れていくのを追うことのほうが先に発達しますので、**凧揚げは素晴らしいビジョントレーニング**です。

特に、遠くを眺める機会を失いつつある現代社会には、コマ回し、はねつき、百人一首など、正月はビジョントレーニング週間といえるかもしれません。

鬼ごっこは、今でも子どもたちが集中して楽しむ遊びの一つです。

動く人を見続けるという「注視」は、集中力の土台になりますし、動きを予測しつつ捕捉し続ける「追視」は、ほとんどすべての運動にかかわってくるものです。

このように、視界の端のほうで動いたのを察知する「周辺視」は、鬼ごっこの最中、どこかに注目していても、同時に視野の端っこで動いている鬼や隠れている子に気づきます。65ページや第6章で詳しく紹介する通り、人生をより豊かにする「達人」の目の使い方にもつながります。

そして、**お手玉やジャグリングは、最強のビジョントレーニングの一つ**です。

なぜなら、お手玉やジャグリングは目の動きだけでなく、全身のリズム感を養い、すべての方向の目の動きである8の字の動きが入っているからです。全脳エクササイズで、手と目の協調性を高めるからです。

そして、その子の発達状態に応じた難易度設定も、自由にすることができます。

発達障害といわれる子どもたちも、こうした経験を重ねていくことによって、目の動きが育ち、それと同時に空間認知やコミュニケーション能力の土台が育っていきます。

〝一つの動き〟をやり切らなかった子どもが多い

子どもたちと接していて感じるのは、発達の過程で出てくる一つの動きをやり切らないで成長している子が多いということです。やり切っていない理由は一人ひとり違いますから、決して親が怠けているわけではありません。子どものせいでもありません。現代生活では誰もが不足しがちなことなのです。

例えば、順番的にはハイハイを十分にしてから立ち上がったほうがよいのですが、日本の住宅事情や家具の配置などの関係で、早くつかまり立ちをしてしまう子が多い、などというエピソードを耳にしたことはあるでしょうか。そうした「経験したほうがいい」「その動きをやり切ったほうがいい」、という動きはいくつかあります。

繰り返しになりますが、一つの動きをやり切らないまま、するべき経験を避けたり一段飛ばししたままで成長している子どもは多く見られます。その場合、**一旦戻るというか、その動きからやり直すと、次の動きもスムーズにいきやすい**傾向にあります。

子どもはある一つの動きがマイブームになって、そればかりやるという時期があります。「飛び降りる」「逆立ちする」「縁石の上を歩く」「寄り目遊びをする」などです。**その動きばかりやりたがるのには、発達上のなんらかの意味があります。**その動きに飽きたり、クリアしたりすると、次のステップに向かうのです。

大人も、発達障害のある子も、〝△〟に挑戦したい

このような動きのブームには、発達のセオリーがあります。私は「○△×理論」と呼んでいます。

○は得意なこと、すでにできること。○の刺激や遊びだけでは子どもはあまり集中してやりたがりません。なぜなら簡単にできて面白くないからです。

△はちょっとがんばればできること、少し難易度があることです。この環境がその子の好奇心にピタッとハマると長い時間集中してやり切ります。

×はその子にとって難しすぎること、ハードルが高すぎることです。これはいくら大人が勧めてもやりたがりません。

発達障害の子ほど、周りの大人が○か×ばかりを提供してしまっていることがあります。**その子に応じた△の体験を積み重ねることこそが発達への道筋**で、その場合やりたがっている動きが危なくない限り、大人が止める必要はありません。

子どもは好奇心の塊です。

毎日、今までの自分を超えて新しい自分をつくること、新しくできることが増えることには好奇心を示します。

そして実は、**大人である私達自身も発達が終わったわけではありません。**同様のプロセスを通して、次の段階へと命尽きるまで発達し続けます。

ボールは、まず投げることから

キャッチボールは、目の動きを育てる遊びですので、お子さんがいる人はぜひトライしてみてください。

ボールを投げる、キャッチするのは、目の使い方の発達とリンクしています。

まずは投げたボールが向こう側に、遠くに行くことを目で追って確かめるという経験が必要です。そうでないと、遠くから近くにボールが近づいてくる動きの、目の捉え方が分からないのです。

3～4歳ではボールをバシッとキャッチできる子はほとんどいません。

でも、自由にたくさん投げるのは大好きです。たくさん投げる、ボールがコロコロと向こう側に転がる、それを目で追う、という動きを繰り返すことが大切です。

まずは、「投げる」ことが大事です。何度も投げて、投げて、投げたいように投げて、満足するまで投げるのです。

大人は子どもに、「投げるだけじゃなくて、次はしっかりキャッチしてみてね」と、ついアドバイスしてしまいます。でも、そこで急がせる必要はありません。

投げてばかりでも大丈夫。ある時期がくれば、受け取る動きが面白くなって自然にやり始めます。決してその通りにやらないといけないわけではなく、その**順番があることを覚えておいてください**。

ボールをキャッチするのは高度な動きなので、できるようになるのは、実は7〜8歳くらいですが、個人差があります。投げるだけ投げて身体的発達と心理的満足を得ると、**次は自然とボールを受け取りたくなる**のです。

自分の〝言いたいこと〟が分からない人

キャッチボールは感覚や見え方のトレーニングだけでなく、コミュニケーションの練習にもなります。**自分の意見を言う、自分の要求を相手に伝えるということは、ボールを投げるという行為とつながってくる**のです。

「放す」は「話す」です。

きれいにキャッチすることばかり教えられて、**自分が投げたいように投げることができなかった人は、その「未完了」を溜め込んでいる**場合があります。

そうするとこちらが「言いたいことを言ってみて」と言っても、何が言いたいのか分からない、という状態になりがちです。

大人の目を育てるセッションの時は一緒にキャッチボールをすることがあります。

たいていの人は相手が受け取りやすいように投げてきます。

「投げたいように投げてみて」と言うと「それはどういう意味?」と疑問に思うようです。

「ワンバウンドで叩きつけてもいいし、やわらかいボールだったら僕に当ててもいい」と言うと、そうか、という感じでバーンと床に叩きつけたりします。

こうしたやりとりをすると、エネルギーが湧き上がってきて、ボールの投げつけ合いみたいになってきますが、そのうちキャッチボールらしくなってきます。
雑談などしながらキャッチボールを楽しんだ後、再び「言いたいことを言ってみて」と伝えるとサラッと言葉が出てくるものです。

私たちの**言葉は体の動きから湧き出てくる**ものです。

身体的な動作を過度に制限してしまっていると、言語活動に影響が出ます。これは反対から見れば、言語的な抑制は身体的な制御を可能にする、ということでもあります。

例えば、**発達障害のお子さんに敬語を教えてあげると、衝動的な乱暴さがスッと収まる**こともよくあります。

子どもの頃、抑制されていなかったか

人間の手と足と口は、表現活動に大きくかかわる「アウトプット」の場所です。

自己表現をする場所なのです。叩いたり、蹴《け》ったり、大声を出したりするのも手足口です。道具を使ったり、歩いたり、気持ちを伝えたりするのも手足口です。

大人になり、仕事でパソコンを使い、目標を達成する行動を起こし、スピーチなどで考えを伝えることができるようになります。手や足や口の発達は自己表現や自己実現につながります。

子どもの頃に、自然に発達を促すような遊びや行動を、抑制されたり禁止されたりすると、その人は自己表現がうまくできなくなります。

それは精神活動としての表現にも影響が及びます。

子どもの頃に手や足や口を使って、モノを操作すること、与えられた環境の中で課題に取り組むこと、「ワーッ」と大声を出すような遊びをすることは、将来の精神活動の土台になっているのです。

もし、自分を表現できないとか、行き詰まってしまったら、大人になってからでもいいので、自然の中で遊んでみてください。

自然の中に行けなければ、公園のブランコに乗ってみてください。

大人でも遅くありません。子どもの頃にやり残したことを思い出してみて、やり直してみることです。

目の発達は、首と連動

見え方の発達を見据えた時、今の子育ての方法で少し気になっているのが、抱っこの仕方です。まず、首が据わっていない赤ちゃんを縦抱きしているケースです。

従来、新生児を含む首が据わる前の乳児は横抱きが一般的でした。まだ首が据わっていない赤ちゃんの頭を大人が支えずに縦だき抱っこすることで、頭の重さが細い首にかかります。そうすることで、首の骨の発育に支障が出る場合もあります。**新生児の時期には、横だき抱っこ**で移動することをお勧めします。

なぜ、ここで首のことを取り上げるかというと、目の発達も首の発育や発達と連動しているからです。**目をうまく使えるようになるためには、まず首の発達が大切です。**

また、今の抱っこ紐《ひも》は前抱っこ用が多いですが、顔の位置がちょうど親御さんの胸の辺りになります。あまり長時間その状態だと、首の向きを変えないと周りの景色が見えません。

抱っこ紐を使わず抱っこした場合は、肩越しに景色も見えますし、首と肩を回しながら目の位置を移動することができます。赤ちゃんは、抱っこされて移動する時に見える風景によって、前庭動眼反射などの目の使い方を学習しています。

できれば、移動中も「赤ちゃんの視野」を考えて、時々周りが見えるような姿勢になってあげることも大事です。

エネルギーを使う順番は決まっている

脳がエネルギーを使う順番は決まっている、という話を耳にしたことがあるでしょうか。生きるには、優先順位があるということです。真っ先にエネルギーを使うのは、もっとも大切な「呼吸」です。

もし、「息が苦しい、しんどい」という努力呼吸の状況の中で、「英単語を暗記して」と言われても覚えられませんよね。まずは呼吸にエネルギーを使って、余った分を、次の感覚の処理に使っているのです。

見ているもの、聞いているもの、感じているもの、それらをきちんと脳の中に信号として届けてフィードバックする、ということにエネルギーを使います。

そして、感覚の処理で余ったエネルギーを姿勢や動作に使っています。

病気で動けなくなって、横になっているとします。このようにエネルギーが落ちている時は、いつもだと気にならないような音や人の話し声でもうるさいな、と感じます。

それは、音という感覚を脳がいつものように処理できないからです。このような聴覚の過敏さは、その人の状態や気分、環境によってかなり変化します。

左図にある「発達ピラミッド」のように、呼吸、感覚、姿勢や動作、エネルギーはこれらに配ってから、ようやく言語の理解や話すということができます。覚えたり学んだりするのは、その後です。

その先は、「気づき」です。

人に配慮したり、自分を洞察したり、「次はこんなふうにしてみよう」というところにエネルギーを使えるのです。

まぶしいと目が動かない

発達ピラミッド

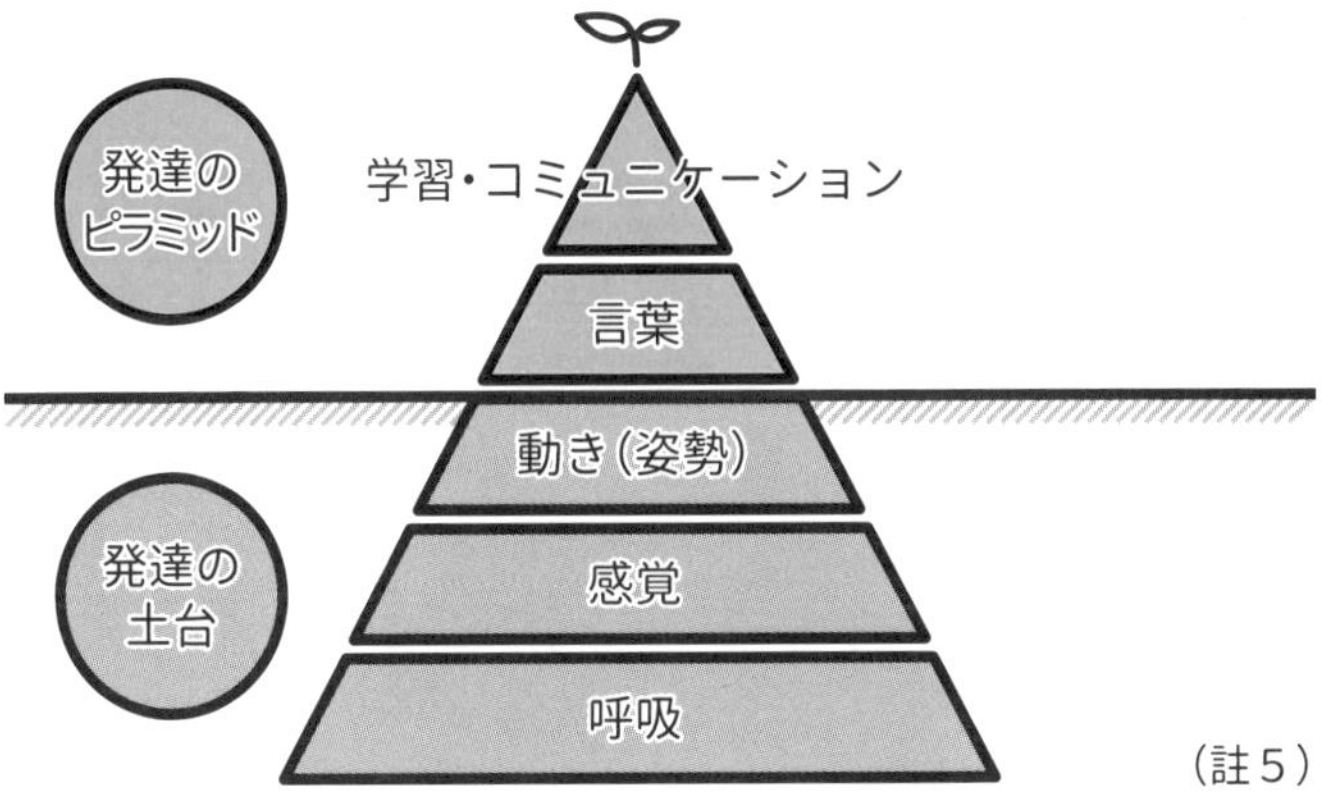

まぶしいと、まず呼吸を担当している脳ががんばります。そうすると、ピラミッドの下段である呼吸が浅くなり、その結果として、目や全身の動きが悪くなります。

よく見える明るさは勉強や社会性に必要ですが、明るすぎてまぶしいのは逆効果です。

つまり、**まぶしいと学習や生活に至る手前の感覚や動作のところで、エネルギーをたくさん取られてしまっています**。そのため、「人の気持ちを考えなさい」と言われても、考えるだけの余裕がない状態の子が多いのです。

しかし、その子が困っている**「まぶしさ」**

だけでも取り除いてあげると、途端に学校に行き出したり、積極的になったり、人の表情が読み取れるようになったりする子もいます。

エネルギーに使える余力があるといろんなことができるようになるのです。

発達障害ではなくても、強い光や情報が溢れすぎていることは、人間の心の発達とか人間関係に影響を及ぼしているのです。

発達障害は治る？　治らない？

カラーレンズや眼鏡によるサポートは「よく見えない人が、よく見える人の仲間入りをして、同じように見えるようになろう」ということではありません。

目から入る過剰な刺激を原因とする、その人の不自由さやつらさを取り除いて余力を作り、その人らしく、命が輝き才能を発揮できるようになることで、個人も社会もより健康になることを目指す。そういう考え方です。

すでにあるもの、持っているものを、もっと使えるようになろう、という考え方なのです。

そういう観点からすると、「発達障害は治るのか、治らないのか」という論争があり、今でも続いていますが、私はあまり意味がないのでは、と感じています。

栄養療法や運動などを経て、治ると表現できるくらいに困らなくなる人もいます。

中には、お困り感がなかなか減らなくて、「治らない」と感じる場合もあるでしょう。

ただ私は、治る必要があるのは社会や支援する大人側であって、発達を目指す人に必要なのは「学習」、つまり経験したり、失敗したり、回復したりすることだと思っています。

そして、その先にあるのは、「治る」というより「よりよくなる」「もっと成長する」ということだと思うのです。

社会の中で、自分らしく周囲と関係をつくって、より健康的に暮らせるようになることを、「治る」という表現に収めてしまうと、その結果として治る・治らないという二元論で多くの人が行き詰まったような気持ちになるのではないでしょうか。

一般的な定義としての治るというところに縛られず、その人にとってのよりよく生きるとはどういうことか？　ということのほうが大事だと考えています。

第6章

色にはなぜ、体幹を整える力があるのか

カラーレンズには無限の可能性がある

カラーレンズで、なぜ体幹を整えることができるのか

これまで、視覚が姿勢を調整していることを、繰り返しお伝えしてきました。姿勢を調整するために、イノチグラスでは、メガネレンズの度数・プリズム・カラーおよび眼鏡フレームを、その人に合わせて調整しています。本章では、カラーレンズの特性を解説していきたいと思います。

姿勢を考える時に重要なのは体幹、読んで字のごとく体の幹です。
頭、首、腕、足を除いた「胴体」の部分を指す言葉です。
体幹を鍛える、体幹が強い・弱い、などといわれますが、体幹を強くしたり弱くしたりするのは、無意識でコントロールしている部分が大きいのです。意識的に強くしたり弱くしたりしづらい不随意筋の働きで、約9割は無意識でコントロールしているとされています。

例えば、**黄色のカラーレンズ眼鏡をかけて片足立ちで、目育士が肩の部分から下に力を**

入れて押すと、すぐにグニャッと力が抜ける場合は、黄色のレンズはその人にマッチしないということになります。青色のカラーレンズ眼鏡で同様のチェックをすると、しっかり立っていられる場合は、マッチしているということになります。

このチェック方法があやしいと感じる人がいるかもしれません。しかし、**体幹の筋肉は9割がた無意識でコントロールされている**ので、逆に意識的なコントロールが難しく、正直に体の状態を測ることができるので、再現性のあるチェック法だと考えています。

カラーレンズ眼鏡で周囲の見え方が少し変わっただけでは、「この眼鏡がいい」と強く思えない人もいるでしょう。しかし、体にはとても大きな変化として出る、ということがはっきりするので、実際に体験された方は納得されます。

肩を押すチェック方法ではありませんが、厚生労働省の健康寿命の健康チェックの方法には「目を閉じて片足立ちで何秒立っていられるか」といった体幹を調べるチェックがあります。**体幹や片足立ちのバランス能力は、全身の健康と大きく関係している**のです。

このチェックで体幹が崩れないカラーレンズは、体幹だけでなく、全身のパフォーマンスをアップさせている、ということになります。

この現象に着目してくれた、日本のスポーツ医学の第一人者で東北大学大学院医工学研究科の永富良一先生の研究室とエスエイビジョン株式会社および三井化学ファイン株式会社との共同研究で、実際にカラーレンズには一人ひとりで違う、運動パフォーマンスを上げる色と下げる色があることが分かり、2023年7月、ヨーロッパスポーツ科学会議（ECSS）で研究成果として、バランス機能を左右するカラーレンズがあり、その色は個人によって異なることを報告しました。発達障害の支援においても度数の調整だけではない、カラーレンズにしかできないことがあります。

まだ知られていないカラーレンズを生活に取り入れることによる、目の保護やパフォーマンス向上について知ってほしいと思います。

カラーレンズの効果

❶コントラストを調える

私たちは明暗でモノを認識しています。光と色の波長を調整するカラーレンズは、明暗の具合をその人に合わせることができます。コントラストが調うと輪郭がくっきりするなど視覚的な鮮明さを向上させます。

❷視覚の疲労軽減

その人にとって苦手な波長（色）を減らすことで、日常的な目の疲れを軽減することができます。その色は一人ひとり違いますし、左右の目でも違うと考えられます。

❸まぶしさの軽減

太陽光や強い光源からのまぶしさを抑え、快適な視界を提供します。

❹目の乾きの軽減

適切なカラーレンズの眼鏡をかけることで、目の乾きが軽減する場合があります。紫外線や苦手な波長の光を抑えることで、目の表面の角膜へのストレスが減るものと考えられます。

❺視力値の向上

コントラストが調うことで、結果として本来もっている視力（解像度）が発揮できます。人によっては大きく視力値が向上される方もいます。

❻運動パフォーマンスの向上

体幹が安定するカラーレンズを選ぶことで、動的なバランス能力の向上が見られることが解明できました。スポーツ用のカラーレンズは特定の状況下で視界を最適化し、スポーツパフォーマンスを向上させます。

⑦視知覚の向上

図形や文字、人の表情などの読み取りなど、知覚する能力に働きかけます。

⑧ピント調節力の向上

過剰な光の対応に使っていたエネルギーを脳が省エネできることで、結果として遠近のピント合わせがしやすくなったり、素早さが向上したりします。

⑨眼球運動の向上

過剰な光の対応に使っていたエネルギーを脳が省エネできることで、日常生活や学習に必要な眼球運動が改善します。

⑩感情の変化

昔から色には感情や心理状態に影響を与える効果が知られてきました。視覚的な刺激が変化し、それによって感情や心理状態が影響を受けるからです。

体幹が安定するカラーレンズを取り入れると「世界が優しい」と表現される方が多いのが特徴です。

⑪自律神経が調う

自律神経である交感神経と副交感神経は、緊張やリラックスの状態を表すだけでなく、ストレス反応である「闘争、逃避、凍結」反応状態に作用しています。過剰な光刺激に対する目の筋肉と脳のがんばりを緩和することで、コミュニケーションや社会性にもかかわる自律神経系の働きを調えます。

このようにカラーレンズの効果は多岐にわたります。もちろん、ここには入っていませんが、カラーレンズはファッションアクセサリーとして個性的なスタイルを演出しますし、濃いレンズには視線を隠すプライベート保護の役割もあります。

すでに知られている、カラーレンズのイメージを遥かに超えて役立つ効果があるのを知っていただけたらと思います。

生きづらい人のために

今までカラーレンズは、ファッションの目的や、見え方を補助的にサポートする機能として認識されてきました。しかし、**生きづらさを抱えている人や発達障害のある人にとっては「カラーレンズでなければ解決できないこと」**があります。

見え方の要素である、色覚と光覚にエラーが起こっている場合があるからです。視力が上がらない原因、両眼視ができない原因、人の表情が分からない原因、文字が読めない原因、人の目を見ることができない原因、姿勢が崩れている原因、偏頭痛の原因、それらが目や脳において光や色の処理のエラーが起きている場合には、**通常の眼鏡の度数の測定やトレーニングでは対処できない**のです。

そして、そのエラーが現状の医療の検査機器などでは分からない場合も多くあります。そのため、その不調の原因が光や色の処理のエラーからきていることに、誰も気づけないというケースが少なくありません。さらには、既存の一般の医学の理論としても広く普及していないために、なかなか信用してもらえない、という背景があります。

例えば、自閉症のある子の視覚処理特性の中に、「人の顔の認識が難しい」ということがあります。人の顔が、ぼやけたり、歪んだり、モノクロに見えたり、魚眼レンズのように逆さまになったりしている場合です。

視覚処理の異常は、自閉スペクトラム症の子どもについて、もっとも頻繁に報告される感覚症状の1つで、視覚の歪みの経験、および光と色に対する過敏症が含まれます。

このような症状に対してカラーレンズを用いることで、まぶしさや視覚の歪みが改善され、さらには感情の認識力が上がること(註6)が報告されています。

イノチグラスのお客様Eさんは、脳梗塞を患われた後に、視覚の変化を体験されました。Eさんの証言は次のようなものです。

「まず、赤ちゃんの吊り下げ型オルゴールみたいなものが、天井からぶら下がっているのが常に見えていました。人の顔が鱗《うろこ》の爬虫類《はちゅうるい》だったり、宝石が顔中にちりばめられていたり……とても綺麗《きれい》でした。それから人の顔の左半分に泥がついたように見えるようになり、テレビ画面も左側が泥がついて見えていました。今はもうそのような幻覚は見えなくなりましたが、視界全体がぼやけています。

昨年に退院し、イノチグラスを作りました。その時はとても見えやすくなりよかったのですが、最近、眼鏡をかけるとふらつくようになります。脳が進化中なのではと思っています。(中略)病気をしてから、見えるって大事ということに気がつきました。見え方が変だと、体のバランスがとれないことにも気づきました」

Eさんは脳を傷害されましたが、順調に回復されているとのこと。ご自身の脳の回復に伴う、見え方の変化を経験されました。カラーレンズによる光と色の波長の変化は、脳の視覚処理に働きかけていることが分かります。

眼鏡以外で色の効果を生活に取り入れる方法

眼鏡やサングラスを使いにくいから、それ以外で何かいい方法はないですか？　と聞かれることがあります。

眼鏡やサングラスの長所は、完全に色をその人に合わせてパーソナライズできることですが、眼鏡やサングラスがかけられない場合や、ご家庭や職場などで取り入れる場合の工夫をお伝えします。

❶夜は暗くして過ごす

現代は「光害」と呼ばれるほどの夜の明るさが問題になっています。ほんの１００年前に、ようやく家の明かりとしてわずかな白熱球が普及しましたが、それ以前はガスや石油灯でした。電気が贅沢《ぜいたく》品だったころには、囲炉裏の光が唯一の照明でした。

そう考えると、夜は暗くして過ごすことが、長い人間の歴史にとって当然のことです。実際に私たちの体は、朝は明るい太陽で体内時計がリセットされ、夜は暗いところで過ごして眠りに向かうリズムになっています。

特に子どもたちは、夜の室内照明の明るさに大きな影響を受けて、不眠や睡眠の乱れになっていることが分かっています。

夜のリビングは、**100〜200ルクスで過ごし、寝る前2時間を50ルクス以下（ロウソク5本くらいの明るさ）にすると入眠・起床ともに早寝・早起きになる**というデータがあります。

❷室内照明を調光できるタイプにする

LED照明は電気代の節約につながるなどの効果がありますが、視覚的な違和感をもつ人がいます。そういう方には、**より自然の太陽や炎に近いLED照明が開発されています**ので、お薦めしています。

その中の一つに、株式会社遠藤照明から発売されている次世代調光シリーズSynca（シンカ）があります。これは焚《た》き火やロウソクから青空までの自然の光の色を再現した、淡い121色の調光が可能な照明です。室内に自然の光の移ろいと自然な見え方を再現することができます。

このSyncaを用いて、子どもたちの睡眠にどのような影響が出るか取り組んだところ、障害のある子どもたちが通う施設での、昼寝時間に大幅な改善を確認することができました。

③服や持ち物の色を直感的に選ぶ

65ページで周辺視についてご紹介したように私たちは、光や動くものなどの周囲から目に入る情報から、無意識であっても大きな影響を受けています。特にバランス感覚や姿勢、集中力にもかかわっています。

まぶしい人の中には、白い服を着ることでバランスを崩している場合があります。帽子、マスク、服など、身につけるものの色からも実は心身は影響を受けているのです。

子どもの服などを買う場合には、どうぞお子さんに色をできる限り選ばせてあげてください。**子どもは身体感覚に正直に生きている**ので、「AとBと、どちらの色がいい？」と聞けば、**子どもは自分の体調に合う色を選ぶことができます**（それが本人の好き嫌いにかかわらず）。**この積み重ねが、子どもが自分で決めて自分で必要なものを選ぶ習慣にもなります。**

男の子だから青、女の子だから赤というようなジェンダーバイアスな選び方はやめて、自由に色を楽しんで選べると、子どもの自由な創造性や心境の変化に触れることができます。

上方向からの光がまぶしい人にとっては、キャップなど帽子がとても助けになります。見え方と体に優しい帽子のつばの形や色は人それぞれ違いますので、快適さで選んでください。

❹化粧に得意な色を取り入れる

体幹が安定する色を目の周りの化粧に取り入れると、見え方や呼吸などの体の変化を感じることができます。中には目の乾きがおさまったり、目の開き方が変わる人もいるくらいです。

少し違う用途ですが、野球の外野選手が目の下に黒いクマのように塗っているのを見たことがあるでしょうか。頬骨《ほおぼね》の上に塗りますが、あれは「アイブラック」といって、目の下を黒くすることで「太陽光の反射によるまぶしさを抑える効果」を得るのが目的です。周辺視野から入る光の状態が見えやすさやパフォーマンスにかかわっている事例です。

化粧の時には、実際には「色が付くか付かないかくらいの薄い塗り方」でも体にはしっかり反応が出ますから、男性でも試しやすいと思います。反応の出方として、例えば、呼吸が深くなったり、体幹がしっかりするなどがあります。

⑤文房具の色を選ぶ

白いノートは可視光をすべて反射しているので見えにくい人がいます。この学びづらさを解決するために、カラーノートが役立つことがあります。紙の色が選べるコクヨのカラーノートや、罫線《けいせん》の色が選べる日本ノートのカレッジアニマル学習帳方眼ノートなどがあります。またキハラから発売されているリーディングトラッカーやCROSSBOW社のリーディングルーラーは、定規のような形状で色が選べ、読む際に文字列に当てることでビジュアルストレスを軽減してくれます。

また、**ボールペンやシャープペンシルなどの色を選ぶことでも、筆圧の強さや書きやすさの改善**が確認できています。ノートや下敷き、筆記用具を、自分の脳が得意な色にしてみてはいかがでしょうか。

自分の得意な色を、自分で簡単に調べる方法

先述のように、イノチグラスで検査を行なう場合、普段は片足立ちで対象者の肩をもう1人が押して体幹が安定する色を選びますが、自分ひとりでも簡単に調べる方法がありますので、ご紹介します。

ご家庭でもすぐにできますので、家族それぞれの色を調べるのも楽しいと思います。ぜひ、**自分に合った身体機能が上がる色を生活に取り入れてみてください**。

次の方法は、折り紙を見ながら腕と体を回転させて、もっとも可動域が広がる色を見つけるのが目的です。

折り紙などで準備する基本色（黒、白、黄、青、赤、緑）。

もっと詳細に知りたい場合など、必要に応じてほかの色にしてもＯＫです。

椅子に座り、下半身が動かない状態で片手に折り紙を持ちます。

腕を正面に伸ばし、折り紙の色を見ながらスタンバイ。

折り紙を見ながら、腕を水平外側に回して体を回転します。

どこまで回ったかの可動範囲を覚えておいてください（腕を回して止まった場所の先の壁などを目印にします）。

同じ要領で、ほかの色もすべて可動範囲の違いを確認します。

一番可動範囲が広がった色が、あなたの「得意な色」です。

最初の何回かは、体への柔軟効果があります。回数を重ねると、１回目よりも色の幅が広がる（＝色数が増える）ので、２〜３回は何も持たずに試してから、色の違いを調べることが分かりやすくなるコツです。

入力のエラーを防ぐ眼鏡の機能

見る能力のどこにお困り感や課題の原因があるか、自分でもよく分からないという時、段階を3つに分けて考えると分かりやすくなります。

それが「入力↓処理↓出力」の3段階です。目に入った情報「入力」が、脳の中で「処理」されて、脳の指令によって筋肉を動かす「出力」です。

私は入力である「感覚」が変わると、姿勢や考え方までもが変わることに注目しました。私はこれを「インプット・アウトプットの法則」と呼んでいます。

目に対するアプローチでは、処理と出力に関するトレーニングは多いのですが、入力のエラーや不具合を解くことには重きを置いていないように感じていました。もし入力にエラーがあった場合、その後の過程の処理や、出力へのアプローチは課題への表面的な対処に終わってしまう恐れがあります。

より根本的な課題解決を考えた場合には、入力である感覚のエラーに対処することになります。つまり、脳に入る前の感覚器（目、耳、舌、鼻、肌など）の敏感さを直接ケアすることで、課題解決の役に立つ場合があります。

インプットが変わるとアウトプットが変わります。

眼鏡という道具は、カラーレンズによってインプットの光の波長を即座に変えることで、その人の集中力、注意力、パフォーマンスをも変えられる可能性があるツールといえます。

その人らしい感覚から無理な負荷を取り除き、より心地よく動ける状態で、自分で気づいて成長していけることが、人間のよりよいパフォーマンス向上の支援になるからです。

例外を無視しないことの大切さ

今、一般的に流通しているのは、視力を補正するための眼鏡です。目の疾患や特別な病気のある人以外は、まぶしさやコントラスト感度は整っている、という前提です。そのため、疾患のない健康な人が**光過敏のことを確認されたり、コントラスト感度のチェックを受けることは通常ありません**。

まぶしさによって、見えにくさや生きづらさが発生しているとは、気づいていない場合が多いのです。

これは、発達障害にしても、色覚障害にしても、性別の区別の問題にしても、いわゆる「普通」とされる8〜9割の人と、「障害」もしくは「異なる人」とされてしまう1〜2割の人、という分け方自体にも多様性を阻むものがあると感じます。

眼鏡を作っていると、一人ひとりが違う感覚をもっている「感覚多様性」に気づきます。同じ近視の度数の人でも同じ見え方ではありません。いわゆる健常とされる人も多様なのです。

私が大切にしているのは「例外を無視しない」ということです。

8〜9割の人が当てはまるのなら、その理論はとても役に立つでしょう。しかし、1〜2割の例外は必ずあるのです。その例外を、ほとんどの人は「気のせい」とか「たまたま」とか「謎」で終わらせてしまいがちです。例外的な事例に対しては「時間がかかるからうちでは対応できません」となってしまう。

しかし、どのような分野の事柄でも、例外的なケースとして起きていることをよく観察すると、理論の前提が引っくり返ったり、既存の理論の盲点が見えてきたりします。それが理論の発展につながる知見としてフィードバックされます。

そのためには、学問は必要ですが、それだけに頼っていてはいけないと考えています。

統計から導き出された答えが、その人に当てはまるかもしれないし、当てはまらないかもしれません。ほかの人がそうであるからといって、その感覚が自分に当てはまるかどうかは分からないものです。**自分の感覚が答え**なのですから、自分の体調を把握する、自分の考え方を知る、自分の答えをもつということはとても大事です。

イノチグラスはカラーレンズを用いて、快適な見え方と運動機能の補助という機能を提供していますが、こうした考え方も同時に伝えていけるツールにしたいと思っています。

「周りの人は快適だというけれど、自分にとっては不快だ」というのは**思い込みではなく、自分の中から出てきている情報**であるということ。外にある正解を探して自分に当てはめようとするのではなく、自分の感覚を信じること。このことに、カラーレンズを通して気づいてほしいと思います。

一般的な視力検査は、視野全体の1%部分

私は多くのお子さんと接する中で「視力がいいのに、読めない、探せない、追えない」というケースをみてきました。

なぜなんだろう？　目や脳に何が起こっているんだろう？　と考え続けてきました。

そして、その答えの一つになり得るのは、目の「調える」役割として大きい周辺視野からの光や情報です。第3章などでも少し触れましたが、**周辺視野とは何かに注意を向けた時に、その周りの漠然と、ぼんやり見える部分のことを指します**。

私たちの目に入る光は、目の奥にある視細胞という受容体でキャッチして脳に届けられます。その視細胞には、「錐体《すいたい》細胞」と「桿体《かんたい》細胞」とがあり、昼と夜の役割分担をして働いています。昼と夜でモードを切り替えて、シフト制で活躍しているチームのような役割です。

その数の割合はだいたい5：95で、圧倒的に桿体細胞が多いのですが、実は私たちがよく知っている「視力検査」は、ほぼ錐体細胞の機能の検査です。そういう意味では、**視力は見る能力のたった5％について測っているにすぎません**。

錐体細胞とは、主に中心視というモノをはっきり捉える目の使い方の担当です。

「認識する」役割を担う中心視に多い錐体細胞の数は視細胞の約5％で、**視細胞に存在する網膜の面積では、たった1％のエリアに存在しています**。

錐体細胞は、明るい場所において色を感じたり、文字を読んだり、動かない物体を認識するのが得意です。

その一方で、薄暗い場所でわずかな光を感じたり、動いているものを察知したり、視野を広く捉えることは苦手です。そこは周辺視に多い、桿体細胞の得意分野だからです。

重要な周辺視の測定がほとんどされない

「調える」役割を担う周辺視野に多い桿体細胞の数は視細胞の約95％で、視細胞に存在する網膜の99％のエリアに存在しています。**周辺視（桿体細胞）は、姿勢や行動、見ているものの認識を「調える」働きがあります。**

具体的には、「環境の明るさに対応できること」「動きについていけること」「視野を広く見ること」「姿勢を調整すること」。これらは生活全般、特に勉強、スポーツにおいてとても大切な能力です。

桿体細胞がかかわるこれらの能力が働かないと、例えば**室内と屋外で急に体調が変わったり、ボールや人の動きに対応できなかったり、視野が狭くなったり、姿勢がフラフラしたり**してしまいます。

しかし、周辺視の測定やチェックが行なわれる機会がとても少なく、その大切さについてはほとんど意識されていません。

私たちは普段、周辺視と中心視のバランスをとって生活していますが、**ストレス状態になるとそのバランスを崩してしまう**ことがあります。それはストレス状態が、より早く危険を察知し、身を守ることを優先する脳の緊急対応だからです。

例えば、馬や鹿などの動物は敵に襲われそうになった時、まず先に相手を見つけることが重要となります。そうしないと食べられてしまうからです。視野の端っこの、少しの動きでも察知できるように、周辺視を使って生き延びます。

人間の体にも、そのようなストレスにおける生き残り反応が脳に残っているため「闘うか逃げるか」の状態では、周辺視と中心視のバランスを変えて対応することになります。発達の課題を抱える子どもや生きづらさを抱えている人の場合、そのような「闘うか逃げるか」モードで常に日常生活をがんばっていることが多いのです。

フレームの色も影響する

このように、周辺視が本当に大切であること、特に生きづらさやまぶしさ、発達障害といわれる子どもたちにも周辺視の発達がポイントである、ということを実感したのは、眼鏡を作るようになってからです。

それは、どれだけしっかり測定して眼鏡のレンズを合わせても、**眼鏡のフレームの色や素材が合わないと、見え方が変わってしまう**ことや、目の奥の痛みを訴える方に出会ったからです。

眼鏡のフレームは、普段はあまり気になりませんが、視野には入っています。これが周辺視です。

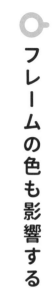

周辺視は、本を読んだり、人と話したりしている時などは、その目の使い方には直接関与していないようでいて、実は**無意識の脳には常に届いている情報**です。

まぶしさを訴える人の中に、レンズの色を調整して測定の時点ではとても快適だと言われたのに、いざ眼鏡が出来上がってかけてみると、よく見えるのだけれど、どうしても何か合わない、目が痛いと言う方が何人かいらっしゃいました。

そういう場合、まずは眼鏡店として、度数や加工状態、眼鏡フレームのつけ心地などを一通り確認します。それらを確認してもすっきりした解決に至らず、悩んでいる時期がありました。

「何が起こっているんだろう?」

そんなある時、ふと思い立って、同じレンズで、同じ形のフレームの「色」だけを替えて、感想を聞いてみました。すると、明らかに見え方や快適さが変わるとおっしゃるのです。

最終的にその方の場合、「ピンク」の眼鏡フレームはかけると不調になるのですが、「レッド」の眼鏡フレームにすると、快適にかけ続けることができたのです。

最初は信じがたかったのですが、お客様の様子は明らかに違います。

それ以降、フレームの色や素材による、見え方や平衡感覚のチェックを取り入れるようにしたところ、とても大きな影響があることが分かってきたのです。眼鏡店を始めて、2年目の大きな発見でした。

フレームの色の違和感に、本人も気づかない

お客様に感想を聞いたところ、確かに周辺から入ってくる光が気になって不快だということでした。でも聞かれないと自分では意識できない、分からないということでした。眼鏡フレームのように周辺視野で見えている色や形は、普段、意識上にあがることはほとんどありません。

しかし、改めて考えてみると、レンズで中心（視野）の光のまぶしさをコントロールした分だけ、眼鏡フレームの周りからの光はそのまま入ってくるので、相対的にまぶしく感じるのは不思議なことではありません。

医療的にも、まぶしい人向けに「遮光フレーム」という、ゴーグルのように周辺が覆われている眼鏡フレームが使われることがあります。

まぶしい人の中に、**「周りの光のほうが、特にまぶしい」と言う人**がいるのです。眼科の検査で瞳孔を開く目薬をさしたことがある方もいらっしゃると思いますが、薬が効くと一時的にものすごくまぶしくなります。その時、視野の中心よりも周辺のほうがまぶしく

感じます。それによって**中心のモノもとても見えづらく**なってしまいます。

私は、眼鏡フレームの色（つまり光の波長）が、周辺視野のまぶしさを改善して体を調え、中心視の物の認識に影響を与えている可能性を発見したのです。

武道の達人は周辺視が得意

周辺視の見え方は、メンタルの状態も影響します。緊張すると視野狭窄になって周りが見えなくなったり、逆に目の前に注意を向けにくく、周りばかりが気になったりすることもあります。

周辺視は、スポーツにおいても重要になることが多い能力です。サッカーやバスケットボールなどの球技、ボクシングなどの格闘技ではとても重要です。

また、武道の達人に聞くと、あえて中心視を使わずに、周辺視でぼんやり全体を見ている人もいます。**周辺視は、くっきりはっきりは見えませんが、少しの動きにも気づきやすい**という面があるのです。

日常のコミュニケーションでも、周りが見えるという周辺視と心の余力がつながっています。

頭上や目の脇から入ってくる、周辺の光に敏感な状態があります。私はこの状態を〝周辺視過敏〟と呼んでいます。

こうした人が眼鏡を作る時には、特にフレームの選定が重要です。通常の視力がよくて、正面からの光をさほどまぶしいと感じていなくても、周辺の光がまぶしく感じていることもあるのです。

また、サングラスやカラーレンズの眼鏡でまぶしさを抑えると、眼鏡の周囲から入る光が相対的にまぶしくなりますので、それをつらく感じる人が多いです。

そういう人は、**気が散りやすい、人の目が気になる人混みが苦手、酔いやすい**、などの悩みをおもちです。なぜそうなのかという原因は不明という人が多く、あるいは「敏感な人＝ＨＳＰ気質」を自認されている人も割合多くいます。

周辺視からの情報というのは普段、無意識の脳の中で処理されています。**周辺に誰かの人影がチラチラと映る、横のほうで何かが動いた、というように普段は意識に上がってい**

ない、意識の中に隠れている視覚です。

目には映っているけれど、脳には入っていないことが多い領域が周辺視で、適切なカラーレンズの眼鏡をかけることによって周辺視野が広がる方がいます。

パフォーマンスを上げる眼鏡の4つの変数

――「度数」「プリズム」「カラー」「眼鏡フレーム」

そうした意味で、パフォーマンスを上げる眼鏡にするためには、変数が４つあります。「度数」「プリズム」「カラー」、そして「眼鏡フレーム」。フレームは色とか素材、形が影響しています。

この４つの中でも「カラー」を活かすというのは、これまで世の中になかったものです。

脳の仕組みと照らし合わせて、どの要素が重要かといえば、まずカラーです。

見る機能の土台となるコントラストが悪い状態のまま、その上にある視力、さらに上にある両眼視機能を働かせようとするには限界が出てきます。

カラーは体への影響が大きいですし、見ることに関しても、**コントラストが整うだけで、**

視力が上がったかのような感覚になったり、気持ちが穏やかになったりします。

可視光線の波長の影響というものがとても大きいということが、この眼鏡の発見です。

カラーレンズの眼鏡は今までファッション的な意味合いがありました。また、まぶしさを抑えるという意味では、遮光眼鏡もありましたが、それは左右同じ色というのが基本でした。

しかし、左右の耳で聞こえ方が違うのと同じように、利き手があるのと同じように、目にも得意な色の違いがあるから、得意不得意も左右で異なるということも、この眼鏡の発見です。

この4つの要素の何がその人に必要か、何がもっとも影響を与えているか、それも人それぞれです。

とはいえ、それは「その時点で」という話です。年齢を重ねたり、住む地域が変わったり、仕事が変わったり、歯科治療を受けたり、体調に変化が起きたりすれば、必要な要素のバランスも変わります。

イノチグラスは、レンズ度数とプリズムによる見え方、そしてその人の重心バランスを測定し、目的や用途に合わせてもっとも立ちやすくなる位置で調整します。

立った時の、前後左右の姿勢が整うレンズであり、かつ両眼視もしやすいというレンズを探すのです。これはイノチグラスにしかない方法であり、カラーレンズの機能とはまた異なるイノチグラスの技術です。

カラーが前面にでているイノチグラスですが、両眼視機能を見据えたプリズム機能や、度数についても、慎重に測定をして作っています。また、一般の眼鏡店では行なわない測定もしています。また、初めて作る子どもの眼鏡や目の疾患が考えられる場合は、まず医師に相談していただくなど、全身の健康を見据えた眼鏡の提案を行なうようにしています。

目というのは、モノを見るためがだいたい半分で、**もう半分は体の調整をしている**。それだけに眼鏡は体の不調にも調整にもかかわります。本当はそこを一番感じてほしいです。そこがイノチグラスの本質であり、みなさんにもっとも感じてほしいことです。

外から何かいいものをもらう前に、自分の感覚に正解がある、という考え方です。

見え方は脳の使い方ですから、体も変わるし、感情も変わるし、生き方も変わってくるのです。

イノチグラスの測定手順

特に不調は自覚しなかった人でも、実際に検査をしてみると、

「目はがんばって耐えていたことに気づいた」

「これまで斜位があるなんて一度も言われませんでした」

「片目は見えていないことに気づいていたけど、放置していた。眼鏡をかけたら両目で見えるようになった」

などなど、意外な発見が次々と出てきます。


そして「測定を通して、自分の目に初めて向き合えた。これまで眼鏡はいくつも作ってきたのに……」だったり、「自分がこれからどう生きたいのか、分かった」だったり、あるいは「測定を受けている時に、長年の悩みを解決するヒントを見つけた」という、シフトチェンジが起きている人が多いということです。

測定をするだけでも、このような心境になる人が続々と出てきます。では、どのような測定をしているのか、ここでそのポイントをご紹介していきます。

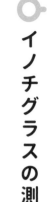

イノチグラスは、独自のカリキュラムを受けた認定者である「目育士」が、約2時間を要して測定します。目だけでなく、体や心の状態も観察して、レンズとフレームをご提案しています。

※目育士とは、独自のカリキュラムを学び、「目と体と心」の状態を観察してイノチグラスを作る専門家。整体師・鍼灸師・心理士など、さまざまなバックグラウンドをもったメンバーが全国各地で活動している。

《STEP1　カウンセリング》

理想とする生活スタイルや、今の生活で感じている体や心の課題などを丁寧にヒアリングし、「眼鏡で何を解決したいのか?」「どんな生活を送りたいのか?」、お客様が解決したいことを中心にすえて、眼鏡選びを開始します。

これから目や見え方という、体のことを測定していくわけですが、カウンセリングで重視しているのは、その人の心の状態です。「仕事に集中できる眼鏡がほしい」というご希望だったなら「これでよく見えて集中できますよ」ではなく、「その人がなぜ集中力を欠いてしまうのか」「仕事に集中できるようになって、本当に得たいものは何か」といったところも含めて話していくことがあります。

人によっては、「これからの人生をどう生きたいですか?」という問いに対しての目標設定をする時間になることもあります。

《STEP2 視力測定》

屈折測定器や視力検査表を使って、現在の目の屈折状況と視力を確認します。これは一般の眼鏡屋さんでも行なう測定です。

それに加えて、イノチグラスでは独自の測定を行ないます。身体─視機能測定といい、立位での左右の重心バランスを確認し、レンズを合わせていきます。左右でもっともよく見える度数レンズだとしても、それが左右の重心バランスを崩したり、まっすぐに歩けなかったり、体が硬くなってしまっている原因になることがあります。

イノチグラスでは、その人の重心バランスや可動域などを見ながら、希望の見え方と身体機能をかなえるレンズをオーダーメイドで探していきます。

《STEP3　斜位測定》

本書の中でも説明してきた「両眼視機能」がしっかり働くために、斜位がないか測定をします。片目ずつ、視線の「真ん中」がどこにあるのかを測ります。

普段の生活の中ではとても気づきにくいですが、多くの人が「隠れた視線のずれ」＝「斜位」を抱えており、目や全身の筋肉に力を入れすぎてしまっていて、その負担が体に影響していることがあります。これを実施しているところは限られているようです。

イノチグラスではさらに、身体―視機能測定として、立位での前後の重心バランスを確認し、斜位への対応を行ないます。

立った時の足の使い方、姿勢、反《そ》り腰や猫背、頭の前突、歯の噛み合わせ状態などにも関係していますので、ここでも慎重に希望をお聞きしながらレンズを合わせていきます。

《STEP4　カラーテスト（レンズ）》

いよいよ、イノチグラスの中心となる検査で、かつこれまでの検査とはまったく異なる検査です。

まず、片足で立った状態で6色のカラーシートを順に見ていただくと、体のバランスがとりやすい色、バランスが崩れやすい色が分かります。この色の得意不得意の系統をもとに、カラーレンズを使って、あなたの左右眼に合う色を探していきます。

どのように探すのか、というと、それはレンズを装着した状態で肩の部分を押して、体幹がしっかり安定しているか、ということを測ります。その人にマッチしていないレンズだと、すぐにグニャッとなってよろけてしまいます。

体幹だけでなく、つけた時の「安心する」「落ち着かない」といった、心の機微も大事な指標の一つになります。

《STEP5　カラーテスト（フレーム）》

レンズ選びが一通り終わったら、フレーム選びに入ります。フレームも見え方に影響があるので、慎重に選びます。自分が心地よく感じられる材質・色を選びましょう。まぶしさを感じやすい人には、レンズと目の隙間からの光を遮断する、遮光フレームなどもあります。

フレームは手持ちの物を使いたいという場合にも、対応は可能です。

もし実際に、このすべての工程を取り入れたイノチグラスを体験したい場合は、「イノチグラス」のホームページからお好きな目育士を探して連絡してみてください。目育士は北海道から沖縄まで全国にいて、眼鏡作りについて学び続けているだけではなく、鍼灸師、理学療法士、視能訓練士、発達支援など、さまざまな経験や強みをもっていますので、「イノチグラス」で検索し、希望する者を探してみてください。

さらにはこの中で、STEP4とSTEP5のレンズとフレームのカラーを選ぶ技術だけを抜き出して提供し「フィジカルサポートカラー®（Physical Support Color®）」という名前でKODAK Lensから発売されています。

このフィジカルサポートカラーの取り扱い眼鏡店でも「体幹が調うカラー」の考え方を取り入れた眼鏡を作ることができます。熟練した眼鏡店さんばかりですので、こちらもお薦めできます（「フィジカルサポートカラー」で検索してください）。

作る前、作った後

実際の感想をアンケートから抜粋して、ここにご紹介します。

まぶしいのが悩みで作ってみたら……（50代　男性）

夜、外に出ると、まぶしくて仕方がありませんでした。特に、車のライトや自転車のライトがLEDの激しい冷たい白い色になってから、夜の外出が億劫《おっくう》になっていました。

灰谷さんから、「黄色しかありませんね」と言われた時、ぼくは黄色いセーターを着ていました。

身につける服やバッグ、車もいつも黄色か赤か、オレンジか。暗い色のものは子どもの時からまとったことがありませんでした。元々は母が服を選んでくれたからなのでしょうが、〝目立つ〟〝派手〟と、よくみんなから茶化されていました。

ですから自分では、意図はなかったのですが、灰谷さんに「自然に、自分の眼に入る色を服やグッズで調整していらっしゃるのです」と言われて驚きました。

眼鏡のレンズがイノチグラスの黄色になってから、肩こりもなくなりましたし、それ以上に、世の中がとっても明るくなりました。

たとえ嫌なことがあっても、明るい気持ちでいられます。なぜなら、**自分の眼の周りの**

世の中がとても明るく感じるからです。そして、発想もとても柔軟になったと思いますし、より本質的に物事を捉えることができるようになったと思います。

肝心の夜のまぶしさも、今ではとても楽になりました。

でも、単に黄色だから、というだけではなかったようです。それなら、ほかの眼鏡のレンズも黄色にしてしまえばいいじゃないかと思って、いくつかの眼鏡はほかのレンズで黄色にしてみましたが、イノチグラスの黄色は、特別でした。「世の中、黄色」だけではない、特別な「イノチグラスの黄色」が、ぼくをしっかりと支えてくれています。

灰谷　この方のように、服など身につけるものに、無意識のうちに心身が快適に感じる色を選んでいる方は多いと感じますし、特に子どもは直感的に選んでいるようです。

夜間や曇天時の運転でまぶしさを防ぐレンズとして、一般的に黄色のレンズを用いることがありますが、どのような黄色が合うのかは一人ひとり違います。

量販店で販売されているカラーレンズが当てはまる人もいますが、イノチグラスのカラーレンズは色相環やレンズの分光曲線を研究して、一人ひとりの目に合わせた色と波長の選択ができるように49色のカラーレンズを用意しています。

また、すべての人にとって最適なカラーを選びやすくするように、カラーレンズを重ねて混色して最適な色を探します。多い時には3枚（3色）違う色を重ねたカラーでレンズをお作りするので、実質的には1千万通りを超える色数から自分に適したカラーレンズを選べることになります。

片目を駆使して文字を読んでいた息子も（20代　男性）

続きです。ところで、ぼくの前項の話を聞いて、息子が「自分の眼鏡も作ってもらいたい」と言い出しました。もちろん、「ぼく」がイノチグラスの黄色によって、それまでと変わったからに違いありません。

早速、測定をしてもらうと、「緑色ですね」と言われました。

息子は、斜視です。コンタクトレンズで矯正していたのですが、普段、息子を見ていると、左だけで一生懸命に本を読んで、右側の眼が泳いでいるような時があったのです。それもすぐに指摘してくださいました。

「今は若いから、左目を使ってなんとかがんばっていられるけど、年を重ねていくと、それが肩こりや腰痛になって現れるかもしれないから」こう言われて、緑色のイノチグラスをかけるようになってから、息子は変わったのでした。

まず、**歩き方がしっかりしました**。以前はいつも右側に傾いていた肩が、左右きちんと合うようにして歩くようになったのです。

「言われてみると、体がとても楽になった」

今は大学院生なので、修士論文の資料を読む毎日。「両目でしっかり読めているぜ！」と、笑っていました。

灰谷　この方は、斜視を自覚しつつ、コンタクトレンズで視力の矯正をして過ごされてきたようです。コンタクトレンズは、基本的に斜視などがある場合には、その調整や治療には向いていません。斜視がある場合は、まずは視力だけでなく、目の全体的な健康状態や両眼視機能まで調べてもらえる眼科医さんにかかることをお勧めします。そのうえで眼鏡が対処の選択肢になることがあります。

斜視の場合、片目でも視力は得られるので、慣れている方にとっては困ることがないように感じるのですが、片側の目ばかりをがんばらせてしまうことは、体の偏りも生んでしまうのです。**2つある目を、より効果的に使えるようになることで、脳全体を有効活用できる**ことにもつながります。

本章でもご紹介したように体のバランスを考慮しながら度数／プリズム／カラー／眼鏡フレームのそれぞれを調整すると、両目で見ることが楽になるだけでなく、**姿勢のがんばりが軽減されるので、周りから見ても分かるくらいに動作が変わる**ことがあります。**見ることは生きること。**勉学でもスポーツでも、がんばった分だけの成果が得られるように、メガネを上手に活用して下さい。

老眼だと思い込んでいた（50代　男性）

講師の仕事でオンライン講座開催が続き、目がかすんで特に手元の文字が見えにくくなっていました。

実際にイノチグラスを使っている人から話を聞いた時、「レンズの色が片方ずつ違う眼鏡って面白い。自分は何色のレンズになって、どんな世界が見えるのだろう」と思いました。

その人は作る際に「あれもこれもと気が散ってしまって、やりたいことだらけになって毎日忙しすぎるから、必要なことだけに集中したい」と伝えて作ってもらったら、実際にそのように変化して、時間が余るようになった話を聞いたことが決め手になりました。

イノチグラスの検査の時間は充実していました。**自分の目の使い方の癖は、生き方の癖に通じている**と感じて、自分を知るための検査のように感じました。

老眼鏡をかけていたのに、度の入っていないイノチグラスで手元の文字が読めるようになったのには、驚きました。老眼ではなかったのですね。知らず知らずのうちに疲れる、ということがなくなり、楽に世界を見られるようになりました。

灰谷　老眼用の眼鏡をかけている方の中に、度数を入れないカラーだけのレンズの眼鏡をかけてもらうと「カラーだけで手元が見やすくなった。これ本当に度は入っていないの？　不思議……」と言う方がいらっしゃいます。

実は、まぶしいと近くにピントが合わせにくくなって、疑似老眼のような状態になることが知られています。そのため、自分の目にとってまぶしさを軽減できるレンズを活用することで、手元の文字が読みやすく感じる場合があります。

また、**人は近くを見ている時よりも遠くを見ている時のほうが、姿勢が調いやすくでき**

ています。老眼の方の場合、度数を合わせることでより快適になりますが、子どもの場合は、**単純にまぶしさのせいで近くの文字にピントが合わず見えていなかった**、というケースもあります。個人差はありますが、特にパソコンやスマホを見る場合には試してみるといいのではないでしょうか。

集中できる時間が長くなった（30代　女性）

目からの情報をキャッチしすぎて、手元に集中できなくなってしまう、という状態に悩んでいました。イノチグラスは灰谷さんのお話に興味が湧いて作ることにしました。

目の検査が細かくて驚きました。斜位・斜視の測定は初めてで、自分の目がどのような状態なのかよく分かりました。

実際に使い始めると、周りが気になることなく集中時間が長くなり、根気よく仕事や作業を進めることができるようになりました。

自分の目と向き合って、体と目と脳がつながっていることを実感しています。**本を読んでも頭に入ってきます**し、斜位・斜視で脳が疲れる感じがありましたが、過ごしやすくなります。

灰谷 イノチグラスの測定では、快適な眼鏡作りに2時間くらいかけます。カラーで体幹が安定する、眼鏡で重心が変わると言葉だけではなかなか理解できないことが、実際にその測定を体験するとみなさんその違いを感じることができます。

人間には実際に体験したことがないことや、既存の概念にないことはまず疑いから入る脳の癖があります。しかし、「脳・体・心」が密接につながっているということは、最初は想像しにくいのですが、実際に体験してみれば、実感を伴って経験できることです。

目を使いすぎると首や肩がこるのは、目の筋肉と肩の筋肉が連動しているから。私たちは全身で見ています。誰もが一生のうち、どこかでお世話になる眼鏡ですから、自分の目と体に合った快適なものを使ってほしいと願っています。

なぜか以前よりも優しい人間に　（40代　女性）

40代で士業に就いていますが、若い時に比べ、仕事の重要な場面でミスをする、取りこぼしが多く悩んでいました。イノチグラスはその仕組みに興味をもち、作ってみたいと思いました。

元々医療や身体トレーニング、コーチング、脳科学などを学んできましたが、目にアプローチしたことはありませんでした。人間関係に悩んでいたこともあり、これから同じ間違いはしたくないという思いもありました。

検査では、自分の体が傾いていることが分かったのですが、これまでそれに気がつかなかったことはちょっとショックでした。

予想外でしたが、眼鏡をかけるようになってからは、なぜか以前よりも優しい人間になった気がしています。例えば、「ごめんね」という言葉が素直に出てくるようになるなど、自分でも変わったと感じています。**ゴルフをする時は眼鏡をかけていないのに、ゴルフ後の腰痛がなくなったのも収穫でした。**

灰谷　このお客様とは別の方の話ですが、イノチグラスの開発当初、あるお客様の奥様からメールが入りました。「眼鏡をかけ始めた次の日から主人の様子が変わりました。朝起きて子どもの世話や家事を自らするようになったのですが、あの眼鏡の影響でしょうか?」

とのことでした。

眼鏡を作られた当のご主人に聞くと、**朝、寝起きがよくなって体が動くようになった**のだそうです。目と脳ががんばらないとこのようにエネルギーのロスが減って、本当にやりたいことをすることが可能になります。

先述のように、目は姿勢を調整していますので、眼鏡は姿勢に影響を与えます。**特に体幹の安定度や頭の位置に直結しています。**

イノチグラスの目育士の独自研究によれば脳波との関連もあるようですから、ゴルフのように体幹や精神状態が成績に出やすいスポーツで活用する人も多いです。腰痛や首の痛みのほか、**足の痛みなども目からきている場合があります。**

空を見上げることができなかった（10代　男性）

私の息子が眼鏡を作ってもらいました。息子は小さい時から空を見上げることができませんでした。そして、口呼吸が治りませんでした。なぜ口呼吸なのかというと、舌の位置が、常に下がっているからだそうです（舌の位置は、口を閉じた時に上顎に吸い付いている状態が正しいとされています）。そうなると、口臭も強くなってしまい、本当に臭かったのです。これまでさまざまなことを試してきましたが、うまくいかず、私は半ば諦めていました。

「まぶしい」と言うのも、小さい頃よりはましになった感じがしていましたが、空を見上げることはなかったので、まぶしいと感じていたのかもしれません。

そんな折、イノチグラスに興味をもって作ってみることにしました。測定をし、カラーレンズも決まり、フレームも決まったところで、眼鏡をつけて外に出てみました。

すると、息子はすぐに空を見上げ、それも背中を反らすまでに空を見上げて、「ああ、全然まぶしくないわー」と言ったのです。

私はその様子を見てなんだかとても感動してしまいました。今まで生きづらかったやろうなあ、嬉しそうに空を見上げているなあ、と。

そして一番驚いたのは、イノチグラスをつけて1カ月。なんとあんなに臭かった口臭が全然しないのです。これには心からびっくりしました。息子の舌位が変わり、鼻呼吸しやすくなって口臭が激減したということでしょうか。

ちなみに、彼は人混みも苦手なのですが、本人曰く、**眼鏡をかけていたら、電車も乗れ**

るような気がすると言っています。

灰谷　130ページでも触れましたが、まぶしいと目は動きません。そして目が動かないと体も動かないのです。目や体を上手に動かせないと、全身を緊張させた中での動きを学習してしまうことになります。特に目の状態は首の使い方や呼吸にも影響を与えています。

その人にとって度が強すぎる眼鏡は、呼吸が浅くなる傾向があります。またまぶしい場合も呼吸が浅いので、まぶしくない眼鏡をかけると呼吸がまず変わります。

呼吸が改善して酸素を取り入れやすくなると、顔色もよくなりますし、脳がしゃきんとして、全身に栄養が届きます。また、目の筋肉は口周りの筋肉とも密接に連携して動きますので、この方の言うように舌の位置や噛み合わせに影響が出るようです。

逆に目の機能を育てるには口の機能を育てることも大切で、よく噛めるようになると見る力があがります。

チック症状をきっかけに分かったこと　（10代　男性）

息子は学年が上がるにつれ、音読を嫌がるようになりました。お年頃だから声を出して読むのが嫌になったのかな、などと思っていました。ところが、年中さんぐらいからチック症状（まばたき）が出てきました。特に行事の前になると出るのです。

チック症状は出る間隔がだんだん短くなり、「緊張しているんだろうか」「しんどいのかな」と、いろいろ心配でした。

少しでも楽になったらいいと思って、イノチグラスに相談しました。検査の日は、息子が自分に合ったカラーを自分で選んで、私はただ見守るだけ。サクサクと自分に合う物を選びました。「これでいい」ではなく、「これがいい」という選び方でした。

使い始めてからは、眼鏡がない時と、ある時の違いに驚いています。**音読をしなくなったのは、サボっていた訳でもお年頃でもなく、見えていなかった。まぶしかった。**ただ、それだけでした。

灰谷　一般的な、よく見える眼鏡を作ったからといって字が読みやすいか、というとそうではない場合があります。それは、**文字を読むには視力以外の要素が必要**だからです。

イノチグラスで使うカラーレンズやプリズムレンズは、「見やすいだけでなく、脳がよりよく働く眼鏡」にするためにも、とてもいい働きをしてくれるのです。

また、チック症状のある方は、左右の目のまぶしさが違うケースをいくつか経験しています。それ以外に、文字が読みにくい人や、子どもでは左右の目で感じている光の明るさが違う人が、比較的高い割合でいらっしゃるように感じています。

そういう方は、左右で違う濃さのレンズの眼鏡をかけることで、読みやすくなるようです。アーレン症候群に悩まされていた、兵庫県芦屋市で色彩を用いた心身の治療を行なっている医師・春田博之さんは、子どもの頃から文字を読むことが困難でした。文字が飛び出して、魚眼レンズのように見えるのだそうです。頭痛もあり、大変な苦痛で、吐きそうになりながら医師の勉強をしていたとおっしゃっています。春田さんもイノナグラスで左右の濃さが違うカラーサングラスを作り、スムーズに文字が読めるようになりました。そして、**半年ほどでカラーサングラスなしでも楽に文字が読めるようになった**ということです。

おわりに

みなさんに、目が全身とのつながりがいかに深く、また「いのちのめがね」と呼べるくらいに、眼鏡が健康を支え、人生を変える大きな可能性を秘めていることを知っていただきたいと思い、本書にまとめさせていただきました。

特に、私が手掛ける眼鏡の特徴でもあるカラーレンズ=色の効果について、みなさんの生活で活かしていただける方法や知識を盛り込みました。

目は、世界と私をつなぐ扉です。

目の使い方は、その人の生き方の結果であり、逆に、**目の使い方を変えることは生き方を変えること**でもあります。

だからこそ、見え方や目の使い方、その眼鏡が合っているか合っていないかは、単に視力の良し悪しを超えて、心身の状態に、そして生き方にもかかわってくるのです。

視力の悪い人だけがお世話になるものだと思い込んでいる眼鏡。私たちがなんとなく見ている光と色。

私自身、眼鏡店を始めるまで、「色」には無頓着でした。むしろ、色弱があるので小学生の頃にパイロットになる夢を諦めましたから、コンプレックスもありました。パイロットは色が識別できないと免許が取れないのです。その私が、まさか「色」に関係する仕事をするようになるなんて、夢にも思っていませんでした。

しかし、そんな私だからこそ、人とは違う世界の見え方によって得ているものがあり、同時に理解されにくいことがあることを知っています。

色の見え方だけをとっても、普通か異常かで分けられるわけではなく、本当にみんな見え方が違うのです。カラーレンズを提供してきたお客様の生の声から実感していることです。

違いは間違いじゃない。だから、必要なサポートもみんな違っていい。

そんな簡単なことが当たり前に受け入れられて、職場、学校、スポーツの世界で、みんながが自分に必要な色のサングラスをかけられる文化をつくっていきたいと思います。

カラーレンズの眼鏡を通すと、みんなの感覚の違いが一目で分かります。左右で違う色のレンズであったとしても、かっこいいね！　左右で違うんだね！　と、好奇の目で見られないことが当たり前になった時、日本はもっと子どもに優しくて、みんなが自分らしくいられる社会になっていると確信しています。

今の子どもたちの発達に必要なのは、大人が発達して社会が成熟することです。子どもにとって一番大きな環境は大人。だから大人が成長した分だけ子どもも成長できる環境になります。

「誰でも、どこでも、いつからでも、自分らしい成長や発達が可能な世の中」という、私たちのビジョンはおおげさに聞こえるかもしれませんが、生活必需品の眼鏡だからこそ実現できることだと思います。

自分の得意なカラーを探すことは、自分を理解することにつながります。

発達障害といわれる子どもたちから学んで出来上がったイノチグラスが、あなた自身の理解と、あなたが見たい世界の実現にお役に立てることを願っています。

日頃からイノチグラスにかかわって支えてくださっている関係者の方々、真摯にお客様に向き合ってくれている目育士とカラーサポーターのみなさん、出版に際してお世話になった皆様、専門学校でお世話になった先生方、今まで出会ったすべての子どもたちと保護者さん、そして家族とお世話になっているみなさんに感謝を申し上げます。最後まで読んでくださって本当にありがとうございました。

2023年12月

灰谷 孝

✳イノチグラスについて✳

実は、最初「イノチグラス」という名前をつけることに抵抗がありました。しかし名は体《たい》を表すで、この眼鏡でやりたいことやできることをそのまま名前にしたら、「イノチグラス」がもっとも分かっていただきやすい名前だと気づきました。

先述したように、眼鏡は、ほとんどの人が人生のどこかで一度はお世話になるアイテムです。

私たちが目指したいのは、眼鏡を選ぶ時に、目のことだけではなく、目と脳、それから体まで考えて、相互にかかわっていることや心身全体の調和を踏まえたうえで、眼鏡を選べるようになることです。

全体性や調和を大切に考える古来の日本の文化。そんな文化を眼鏡を通して日本から世界に発信できたら子どもたちへの恩送りができるのではないかと考えています。

まずは、カラーレンズによる身体への影響や効果を日本全国の人に知ってもらえたら、こんなに嬉しいことはありません。子どもも大人も、それぞれの色で生命が輝いている世界を夢見て。

註

（註１）Singh S, et al. *Do blue-blocking lenses reduce eye strain from extended screen time? A double-masked, randomized controlled trial.* Am J Ophthalmol, doi: 10.1016/j.ajo.2021.02.010.

（註２）Eppenberger LS, et al. *The role of time exposed to outdoor light for myopia prevalence and progression*: A literature review. Clin Ophthalmol 2020; 14: 1875-1890.

（註３）Hattori M, et al. *Global rise of potential health hazards caused by blue light-induced circadian disruption in modern aging societies*: npj Aging Mech Dis 3, 9 (2017).

（註４）内田冴子「日常生活とコントラストの諸問題」『日本視能訓練士協会誌』33巻、公益社団法人日本視能訓練士協会、２００４年

（註５）灰谷孝『人間脳を育てる——動きの発達&原始反射の成長』花風社、２０１６年、22頁

（註６）A.K.Ludlow, et al. *The possible use of precision tinted lenses to improve social cognition in children with autism spectrum disorders.* Vision Research: Volume 170, 2020, P. 53-59.

〈著者略歴〉

灰谷 孝（はいたに・たかし）

株式会社Innochi代表取締役社長。1974年生まれ。兵庫県立兵庫高等学校、龍谷大学卒業後、株式会社ダスキンに入社。店舗運営、営業、人事を10年担当。企業研修講師や大学講師を経て、発達障害といわれる子どもたちの心身発達を支援。視力補正にとどまらず、全身の機能を観察して姿勢・感情を調える眼鏡「イノチグラス」を2019年に開発。国内外で特許を取得している。また、東北大学大学院等とその効果の共同研究・発表を行なう。

HP https://innochi.co.jp/ **X** @innochiglass

Instagram https://www.instagram.com/innochiglass/?hl=ja

装　画　umao

装　丁　奈良岡菜摘デザイン事務所

編集協力　林口ユキ

いのちのめがね

眼鏡屋さんが明かすパフォーマンス向上法

2024年1月29日　第1版第1刷発行

著　者　灰谷 孝

発行者　永田貴之

発行所　株式会社ＰＨＰ研究所

東京本部　〒135-8137　江東区豊洲5-6-52

ビジネス・教養出版部　☎03-3520-9615（編集）

普及部　☎03-3520-9630（販売）

京都本部　〒601-8411　京都市南区西九条北ノ内町11

PHP INTERFACE　https://www.php.co.jp/

組　版　yamano-ue

印刷所　株式会社精興社

製本所　株式会社大進堂

ISBN 978-4-569-85639-1